AF569224

Stilles Qi Gong
für Einsteiger

Mit sanfter Meditation zu innerer Stärke, Achtsamkeit, mehr Lebensenergie und starker Gesundheit

Maria Klemm

Alle Ratschläge in diesem Buch wurden vom Autor und vom Verlag sorgfältig erwogen und geprüft. Eine Garantie kann dennoch nicht übernommen werden. Eine Haftung des Autors beziehungsweise des Verlags für jegliche Personen-, Sach- und Vermögensschäden ist daher ausgeschlossen.

Email: info@edition-lunerion.de
www.edition-lunerion.de

Psiana eCom UG
Berumer Str. 44
26844 Jemgum

INHALTSVERZEICHNIS

Das erwartet dich in diesem Buch

Hallo und schön, dass du da bist! Ich stelle dir in diesem Buch das „Stille Qi Gong“ vor. Dies ist eine besondere Form der Meditationstechnik. Bevor es aber mit den praktischen Übungen losgeht, möchte ich dir zunächst einige grundlegende Aspekte des Stillen Qi Gong näherbringen, zum Beispiel, was Stilles Qi Gong ist, woher es kommt, welche grundlegenden Aspekte es bei der Durchführung zu beachten gibt und welchen beeindruckenden Einfluss das regelmäßige Praktizieren der Übungen auf deinen Körper und deinen Geist hat.

Anschließend habe ich zwölf Übungen für dich mitgebracht. Die ersten beiden Übungen kannst du im Vorfeld vorbereitend für eine der Meditationen nutzen oder sie als separate Atemübungen durchführen. Darauf folgen neun Übungen, die verschiedene Schwerpunkte haben. Zum Beispiel zeigt dir eine Traumreise den Weg zu deiner inneren Stärke. Außerdem lernst du durch die Übungen, achtsam in dich hineinzuspüren, deine Lebensenergie in dir bewusst fließen zu lassen und dein Immunsystem zu stärken. Es erwarten dich viele spannende, energetisierende und zugleich entspannende und beruhigende Übungen. Den Abschluss bildet eine Meditation, die dich in einen ruhigen und tiefen Schlaf begleitet. Du siehst, es ist also für verschiedene Situationen etwas dabei. Ich wünsche dir nun viele neue Erkenntnisse und viel Freude mit diesem Buch.

Was ist ‚Stilles Qi Gong‘?

Qi gong ist ein Teil der chinesischen Kultur. Es gehört zu den bekanntesten und ältesten Heilmethoden der Traditionellen Chinesischen Medizin – kurz: TCM.

„Qi“ steht hierbei für Lebenskraft bzw. Lebensatem und „Gong“ für Bewegung. Beim Qi Gong wird also die Lebenskraft, der Atem, bewegt.

In China entwickelte sich Qi Gong innerhalb eines Zeitraums von etwa 3000 Jahren. Anfang des letzten Jahrhunderts wurde es dann in Europa bekannt und etablierte sich als Technik, um die Gesundheit der Menschen zu fördern und sie auch langfristig zu erhalten.

Begründer des Stillen Qi Gong ist der Großmeister Zhi Chang Li. Er wurde 1942 in Peking geboren und schon früh in den Künsten des Qi Gong, Tai-Chi und Kung-Fu unterrichtet. Nach seinem Mathematik- und Physikstudium widmete er sich der Traditionellen Chinesischen Medizin und der Pflanzenheilkunde. 1988 kam er nach Deutschland und unterrichtete Menschen im Stillen Qi Gong.

Zwei Jahre später gründete er sein eigenes Institut, in dem er Interessierte zu Meisterschülern ausbildet.

Die Übungen des klassischen Qi Gong beinhalten aktive körperliche Bewegungen, die von außen deutlich sichtbar sind. Der Unterschied beim Stillen Qi Gong ist, dass es auf den Einsatz dieser äußeren Bewegungen verzichtet. Es wird sich ausschließlich auf den Einklang von Atmung, Geist und Energie fokussiert.

Dass die meisten Übungen im Sitzen praktiziert werden, hat den Vorteil, dass sie ortsunabhängig durchgeführt werden können – am Arbeitsplatz, in einem Park oder im Bus –, und das völlig unbemerkt. Durch die reine Konzentration auf den Atem werden Körper und Geist in einen Zustand der Entspannung versetzt, der es ermöglicht, belastende und energieraubende Gedanken loszulassen. So kann es gelingen, die eigene Selbstwahrnehmung zu steigern und zu einer bewussten Steuerung der Emotionen und Empfindungen zu gelangen. Du kannst lernen, im Alltag mit negativen oder unangenehmen Situationen konstruktiver umzugehen, da du weißt, wie du dich, deinen Atem und deine Gedanken beruhigen kannst. Momente, die dich früher haben aufbrausen lassen, verlieren so immer mehr an Bedeutung und es lässt sich leichter durchs Leben gehen. Exemplarische Übungen sind hier einerseits die bewusste Verlangsamung des Atems und andererseits die Visualisierung von positiven Bildern.

GRUNDLEGENDE ASPEKTE DES STILLEN QI GONG

Um ein tieferes Verständnis für das Stille Qi Gong, das Praktizieren und seine Auswirkungen zu erlangen, werden nun einige grundlegende Dinge erklärt. Gerne kannst du dich beim Zuhören bereits auf eine Matte setzen und die Erklärungen in die Praxis umsetzen.

Die Qi Gong-Praxis findet immer auf drei Ebenen statt: der körperlichen, der geistigen und der seelischen. Diese Ebenen stellen also drei Mittel dar, mit denen das Qi (die Lebenskraft) trainiert werden kann. Die Übungen können sowohl präventiv, sprich vorbeugend, als auch kurativ, also zur Heilung, eingesetzt werden. Wege, um Körper, Geist und Seele zu stärken, sind Ruhe und Bewegung, wobei beim Stillen Qi Gong der Fokus eindeutig auf dem Aspekt der Ruhe liegt. Bewegung findet jedoch auch statt, und zwar vor allem im Körper und vor unserem inneren Auge.

Vier grundlegende Aspekte, auf die bei der Ausführung des Stillen Qi Gong eingegangen wird, sind

die Körperposition,

die inneren Bewegungen,

der Atem und seine Führung sowie

die geistige Aktivität bzw. die geistige Vorstellungskraft.

Zur Körperposition

Das Stille Qi Gong wird, wie bereits erwähnt, überwiegend im Sitzen praktiziert. Traditionell gibt es dafür drei Sitzmethoden:

den Lotussitz,

den halben Lotussitz und

das Sitzen auf einem Hocker.

Beim Lotussitz sind beide Beine ineinander verschränkt. Der linke Fußrücken liegt dabei auf dem rechten Oberschenkel, der rechte Fußrücken auf dem linken Oberschenkel. Die Fußsohlen zeigen nach oben. Die Wirbelsäule ist aufrecht und die Hände ruhen auf den Knien.

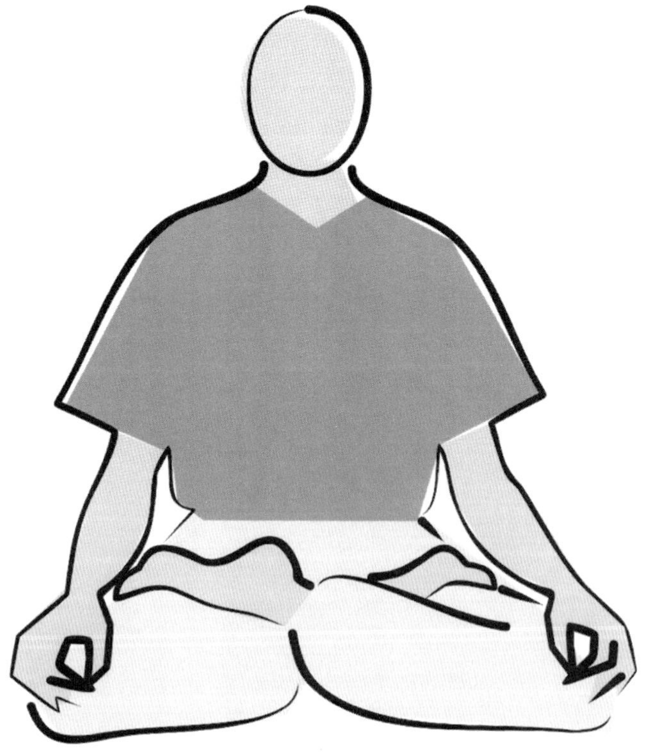

Da diese Position ein hohes Maß an Gelenkigkeit in Beinen und Hüfte erfordert, ist der halbe Lotussitz eine leichtere Variante. Hier wird nur ein Bein wie beschrieben verschränkt, das andere bleibt gerade. Eine Alternative bietet jedoch auch der bekannte Schneidersitz. So kann der Fokus zunächst auf die eigentliche Übung gelegt werden.

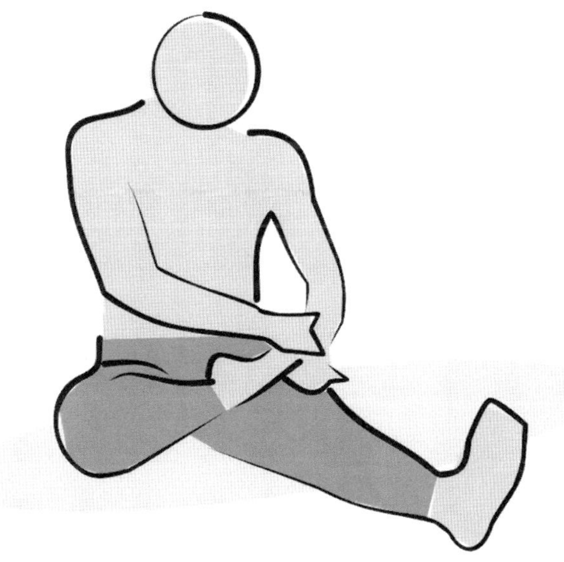

Für den Schneidersitz setzt du dich auf eine Decke oder ein Meditationskissen. Der Rücken ist gerade. Die Hände legst du auf den Knien ab und bringst Daumen und Zeigefinger zusammen. Atme nun ein paarmal tief ein uns aus, sodass die Luft gleichmäßig in deinen Brustkorb und in deinen Bauch strömt. Entspanne dabei deine Schultern, Augen, Kiefer und Gesichtsmuskulatur. Achte darauf, dass dein Becken nicht zu weit nach vorne kippt, um ein Hohlkreuz zu vermeiden. Versuche, dich auf deinen Sitzhöckern auszubalancieren. Wenn diese Position deinen Rücken schnell müde werden lässt, kannst du dich gerne gegen eine Wand lehnen.

Zu den inneren Bewegungen

Bei den Übungen sind die Bewegungen im Inneren locker, natürlich und fließend. Deine Vorstellungskraft führt dabei die inneren Bewegungen an und mit der Zeit wird es dir immer leichter fallen, die Übungen auszuführen und dein Qi durch den Körper fließen zu lassen. Geduld, Zuversicht und Wiederholungen prägen die Übungspraxis und verbinden die Vorstellungskraft mit den Bewegungen immer mehr.

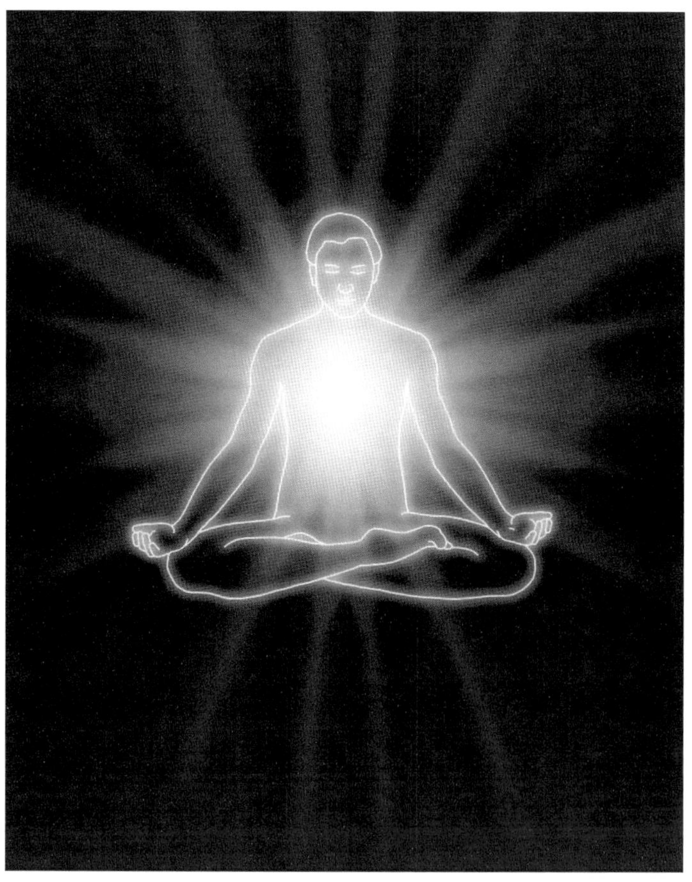

Zum Atem und seiner Führung

Auch der Atem fließt leicht und natürlich, ruhig und tief. Die Bewegungen des Zwerchfells massieren dabei sanft die Bauchorgane. Die Atmung und damit der Fluss des Qi werden beeinträchtigt, wenn du in einer ungeeigneten Position sitzt, zum Beispiel, wenn du in einem Hohlkreuz sitzt oder deine Wirbelsäule nicht aufrichtest. Auch Verspannungen oder starke Emotionen können denn Fluss der Atmung stören. Beides sind jedoch Dinge, die mit der Qi Gong-Praxis gemildert werden können und daher keine Ausschlusskriterien sind. Während der Übung erfolgt der Übergang von der natürlichen Atmung in die tiefe Bauchatmung. Das Beste, was du hier tun kannst, ist, die Atmung „zu vergessen“. Konzentriere dich also nicht ständig auf sie. Zu Beginn atmen wir zwar noch bewusst tief ein und aus, um bei uns anzukommen und uns zu sammeln. Im Verlauf der Übung wird der Atemrhythmus zu etwas Unbewusstem, das einfach geschieht. So gelangt der Atem dorthin, wo er in dem Moment gebraucht wird.

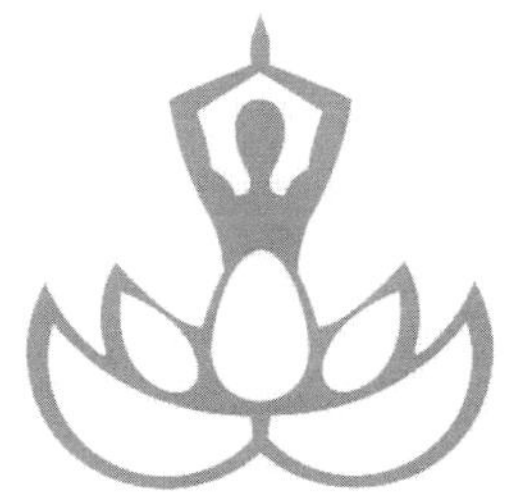

Zur geistigen Aktivität bzw. geistigen Vorstellungskraft

Der vierte Aspekt ist die geistige Aktivität bzw. Vorstellungskraft. Sie spielt eine bedeutende Rolle innerhalb der Übungen. Die Vorstellungskraft ist eine aktive geistige Tätigkeit, welche das Qi, also die Lebenskraft, in dir führt.

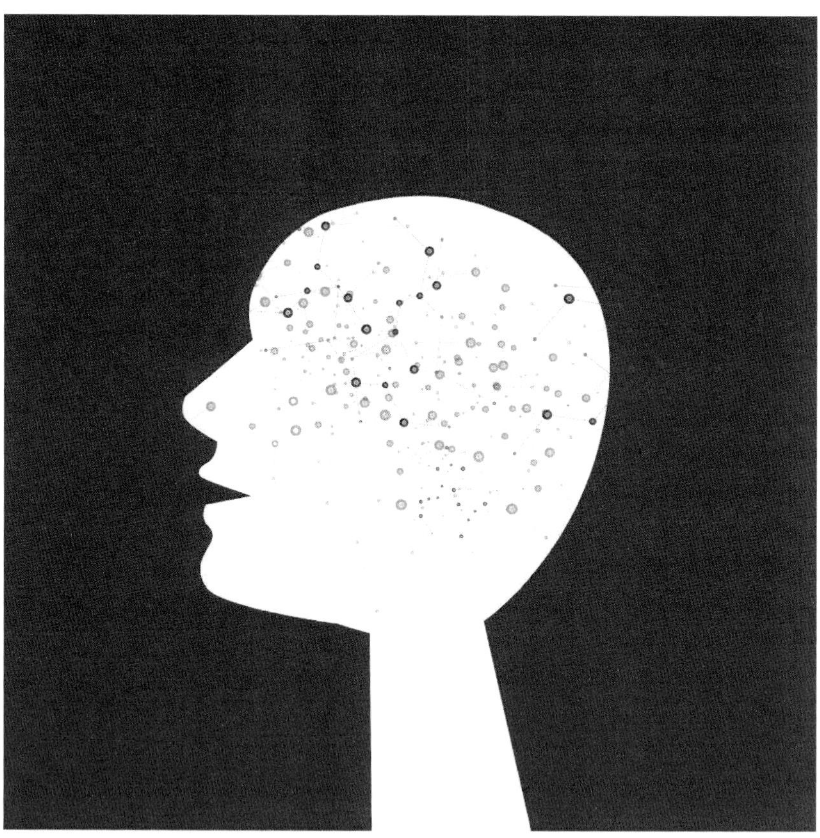

Dabei gibt es drei Bereiche, in denen die Vorstellungskraft zum Tragen kommt:

- das Richten deiner Aufmerksamkeit in eine bestimmte Körperregion oder einen bestimmten Körperteil, zum Beispiel in den Bauch oder den verspannten Nacken;
- die Fokussierung der Aufmerksamkeit auf reale Dinge, wie deine Atmung oder deinen Herzschlag;
- die Vorstellung und Visualisierung von Bildern, zum Beispiel die Visualisierung der eigenen Abwehrkräfte und die Vorstellung, wie das Blut durch die Adern strömt.

Die Übungen haben generell das Ziel, unsere körperlichen, geistigen und seelischen Funktionen durch innere Bewegung zu fördern, wofür ein angeregter Fluss der Lebensenergie notwendig ist. Wie und auf welchen Wegen diese Energien im Körper entlangfließen, erfährst du im nächsten Kapitel.

DAS ENERGETISCHE LEITBAHNSYSTEM UNSERES KÖRPERS – DIE MERIDIANE

Das Qi, deine Lebensenergie, zirkuliert auf den sogenannten Meridianen. Das sind Energieleitbahnen, welche den gesamten Körper wie ein Netz durchziehen. Diese Bahnen führen die Energie und das Blut in alle Bereiche des Körpers – in jedes Organ, jeden Muskel, jede Zelle. Auf diesen Bahnen befinden sich auch die Akupunkturpunkte, über die die Aktivitäten des Qi und des Blutes von außen beeinflusst werden können. Durch das Stille Qi Gong kannst du beides von innen heraus anregen. Darüber hinaus gibt es verschiedene Meditationen im Stillen Qi Gong, die sich speziell mit den einzelnen Organen und ihrer Stärkung beschäftigen. Sie werden als „innere nährende Übungen“ bezeichnet. Diese Übung wirst du bald kennenlernen. In der Meditation des „kleinen himmlischen Kreislaufs“ geht es in erster Linie darum, das Qi durch die Meridiane fließen zu lassen und so auch den Körper wieder in einen einheitlichen Fluss zu bringen. In der Traditionellen Chinesischen Medizin werden hierbei verschiedene Meridiansysteme unterschieden:

Zum einen gibt es die **zwölf Hauptleitbahnen**, die jeweils paarig angeordnet sind. Je nach ihrer Flussrichtung sind sie in Yin- oder in Yang-Meridiane eingeteilt. Und auch die Organe, die durch Meridiane miteinander verbunden sind, sind je nach Funktion in Yin- und Yang-Organe eingeteilt.

Die sechs Yin-Meridiane fließen von unten nach oben, innen und vorne. Drei von ihnen verlaufen von den Füßen zum Brustraum und drei von dort bis in die Finger.

Die Yin-Organe werden auch als Speicherorgane bezeichnet. Sie produzieren und regulieren das Qi und das Blut. Zu ihnen gehören das Herz, die Niere, die Leber, die Lunge und die Milz.

Kommen wir nun zu den sechs Yang-Meridianen. Sie fließen von oben nach unten, außen und hinten. Drei von ihnen verlaufen von den Fingern in den Kopf und die anderen drei vom Kopf bis in die Füße.

Die Yang-Organe werden Hohlorgane genannt. Sie verarbeiten die Nahrung, transportieren die daraus gewonnenen Nährstoffe und scheiden Unbrauchbares aus. Zu ihnen gehören also der Magen, der Dünn- und Dickdarm, die Blase und die Gallenblase.

Diese zwölf Hauptmeridiane sind über acht weitere Bahnen, die sogenannten „**außerordentlichen Meridiane**“, miteinander verbunden. Sie können nicht direkt von außen beeinflusst werden. Dies ist nur indirekt durch das Ansteuern der Hauptmeridiane möglich.

Darüber hinaus gibt es noch zwei **unpaarige Meridiane** – Dumai und Renmai. Beide verlaufen über die Mitte des Rumpfes. Dumai wird auch Lenkergefäß genannt und dem Yang zugeordnet. Der Dumai-Meridian verläuft aufwärts über das Steißbein und die Wirbelsäule bis hin zum obersten Scheitelpunkt. Von dort fließt er über die Stirn bis in den Gaumen.

Das andere Gefäß, das Renmai, wird auch Dienergefäß genannt und ist dem Yin zugeordnet. Dieses Gefäß steigt über den Nabel und das Brustbein die Vorderseite des Rumpfes hinauf und endet im Unterkiefer und in der Zunge.

Zuletzt gibt es noch **acht Sonderleitbahnen**. Sie dienen als Energiereservoire, da sie überschüssiges Qi speichern und bei einem

Defizit wieder in die Hauptleitbahnen freigeben. Daher werden die Hauptleitbahnen auch mit Flüssen und die Sonderleitbahnen mit Seen assoziiert. Bildlich betrachtet kann der Körper aus diesen „Energie-Seen" eine Zeit lang einen Mangel ausgleichen. Ein solcher Mangel kann zum Beispiel durch Stress sowie unzureichende Nährstoffaufnahme, Bewegung oder Erholung entstehen.

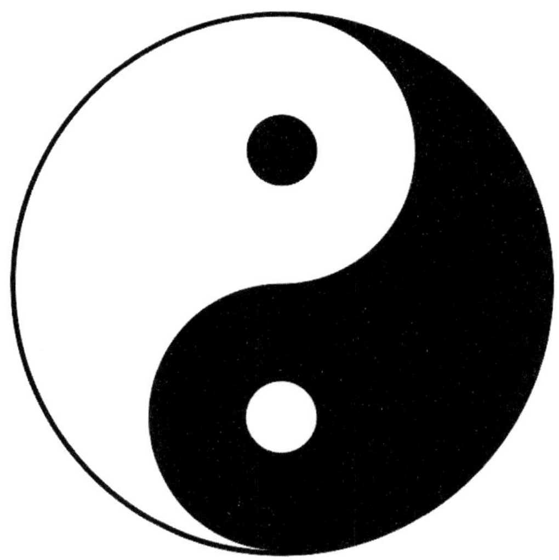

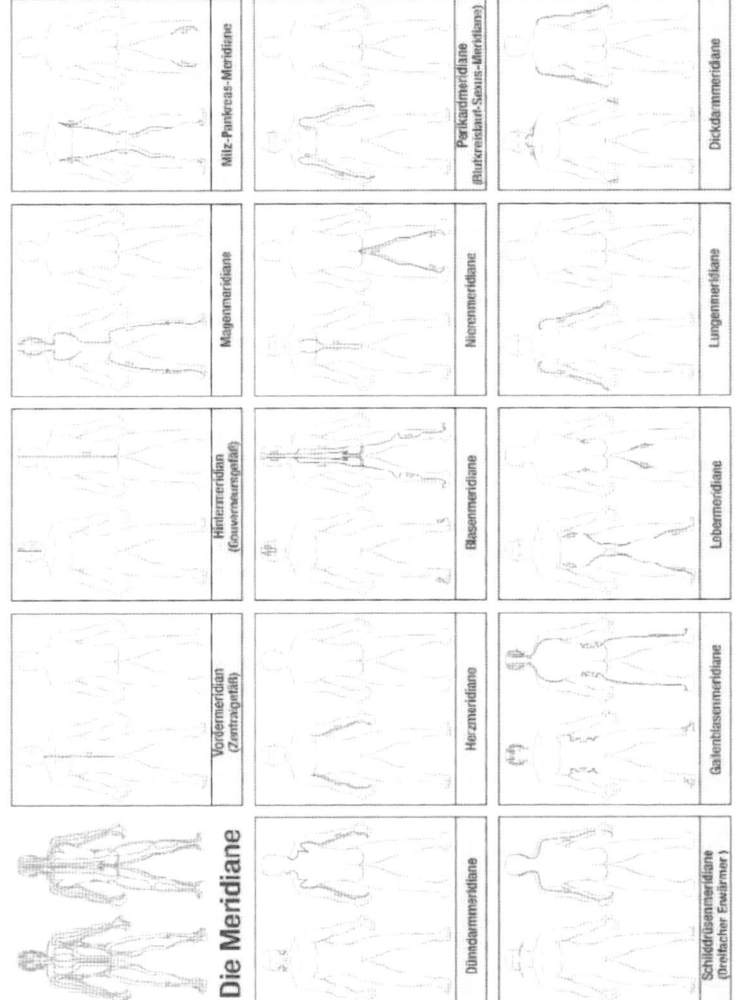
Die Meridiane
Vordermeridian (Zentralgefäß)
Hintermeridian (Gouverneursgefäß)
Magenmeridiane
Milz-Pankreas-Meridiane
Dünndarmmeridiane
Herzmeridiane
Blasenmeridiane
Nierenmeridiane
Perikardmeridiane (Blutkreislauf-Sexus-Meridiane)
Schilddrüsenmeridiane (Dreifacher Erwärmer)
Gallenblasenmeridiane
Lebermeridiane
Lungenmeridiane
Dickdarmmeridiane

AUSWIRKUNGEN AUF DEN KÖRPER UND DIE PSYCHE

In der heutigen Zeit, in der der Leistungsgedanke innerhalb unserer Gesellschaft allgegenwärtig ist, werden Ruhe und Entspannung zu sehr kostbaren und seltenen Gütern. Viele von uns sind immer mehr auf das Außen konzentriert und vernachlässigen dabei, bei sich selbst zu sein und sich auf ihr Inneres zu fokussieren. Viele haben daher ihr eigenes Körperbewusstsein verloren. Die Wichtigkeit von Ruhe, Entspannung und Schlaf wird oft nicht gesehen oder verharmlost. All das benötigt der Körper jedoch zur Regeneration. Ein Mangel davon kann zu Verspannungen, Blockaden, erhöhter Infektanfälligkeit, Schlafproblemen und vielem mehr führen.

Die Traditionelle Chinesische Medizin sieht die Auslöser für Gesundheitsstörungen in einem vielschichtigen Zusammenspiel von körperlichen, geistigen und seelischen Einflüssen begründet. Dabei können sowohl Füll- als auch Leerzustände unsere Gesundheit angreifen. Beides macht den Körper anfälliger gegenüber krankmachenden Faktoren. Füllzustände können innerlich wie äußerlich gefunden werden. Äußerlich bedingte Fülle entsteht vor allem durch klimatische Ereignisse (Wind, Kälte, Hitze, Trockenheit bzw. durch deren Kombination). Innerliche Fülle ergibt sich aus der Art, wie wir emotional mit den Ereignissen, die wir tagtäglich erleben, umgehen. Wenn wir ständig grübeln, uns ärgern, Emotionen verdrängen oder den Kummer hinunterschlucken, ist dies ein „Zuviel“ an negativen Emotionen, die sich innerlich anstauen.

Leerzustände zeigen sich als energetische Schwäche der Funktionskreise. Zu diesen zählen die vorhin beschriebenen Speicher- und Hohlorgane. Die Organe werden dann mit zu wenig Energie versorgt. Zurückgeführt werden kann dies unter anderem auf mangelnde Bewegung und zu wenig Schlaf, auf eine unzureichende Ernährung und auf berufliche wie private Überanstrengungen, die dem Körper mehr Energie entziehen, als ihm zuzuführen.

Langfristig kann also sowohl ein Zuviel als auch ein Zuwenig von bestimmten Faktoren zu gesundheitlichen Beeinträchtigungen und schließlich zu Krankheiten führen. Unbewusste Ängste und Sorgen, innere Blockaden und physische wie seelische Schmerzen resultieren in einer permanenten Grundspannung. Das Stille Qi Gong kann hier einen wertvollen Gegenpol zum allgegenwärtigen „höher, schneller, weiter" darstellen und einen Beitrag leisten, die fehlende innere Ruhe zurückzuerlangen. Das Gedankenkarussell kommt zum Stehen. Innerlich wie äußerlich kannst du die Gedanken loslassen und durch den Moment der Stille Ruhe und Zuversicht zurückerlangen.

Einige positive Auswirkungen, die mit dem regelmäßigen Praktizieren des Stillen Qi Gong im Zusammenhang stehen, sind:

- Regulierung des Energieflusses,
- Allgemeine Entspannung,
- Auflösung von Muskelverspannungen,
- Verbesserung der Sauerstoffaufnahme durch Atemübungen,
- Beruhigende Wirkung auf das vegetative Nervensystem (dies ist unter anderem zuständig für die Atmung, den Herzschlag und den Stoffwechsel),
- Verbesserung der Konzentrationsfähigkeit,
- Erhöhte Sensibilität der Selbstwahrnehmung,
- Emotionale Stabilisierung,
- Stärkung der Immunreaktion und der Selbstheilungskräfte sowie
- die grundsätzliche Förderung von körperlichem wie seelischem Wohlbefinden.

Auch verändert sich beispielsweise das Stressverhalten dahingehend, dass sich dieses einerseits nicht mehr in extremen Spitzen äußert, andererseits kann mithilfe der Übungen ein schnelleres Entschleunigen der hektischen Situation aktiv herbeigeführt werden. So werden gleichzeitig innere wie äußere Spannungen reduziert. Eine weitere Folge ist die Verbesserung der Schlafqualität sowie eine Reduzierung von Schmerzen, wenn sich Verspannungen lösen. Auch die Sensibilität für Schmerzreaktionen steigt, was bedeutet, dass eigene Grenzen eher erkannt werden, bevor sich Schmerzen verfestigen. Ein anderer großer Bereich, der durch die Übungen positiv beeinflusst wird, sind die Emotionen. Durch ständige Angst und Traurigkeit vergrößert sich die Amygdala im Gehirn, die das Zentrum für das Entstehen von Emotionen bildet. Sie speichert mit Emotionen verknüpfte Ereignisse. Durch Meditation kann sich dieser Bereich im Gehirn wieder verkleinern. Angstreaktionen und Panikattacken treten somit seltener auf und auch Symptome einer Depression können gemildert werden. Letztlich wirken sich die Übungen auch auf unsere Zellen aus. Ihre Alterung wird verlangsamt und gleichzeitig wird die Regeneration beschleunigt, wodurch ein jüngeres Aussehen und ein längeres Leben möglich sind.

Nun stellst du dir vielleicht die folgenden Fragen:

Wie gelange ich zur inneren Ruhe?

Wie kann ich meinen Geist und meine Gedanken, die nicht aufhören wollen, sich im Kreis zu drehen, beruhigen?

Wie kann ich mich vom Außen lösen und mich auf mein Innerstes fokussieren?

Der **Atem** ist hier einer der wichtigsten Faktoren. Durch ihn verbindest du dich mit dem Außen. Denn er passt sich deinen Gefühlen und inneren Empfindungen an, genauso wie äußeren Situationen. Dies geschieht immer, bewusst oder unbewusst, willentlich oder absichtslos. Je nach Situation ändert sich unsere Atmung und unser Muskeltonus. Wenn wir gestresst sind, ist der Atem flach und hektisch. Wenn wir im Wald spazieren gehen, ist er dagegen tief und entspannt. Die Atmung ist der Schlüssel zu deinem inneren Gleichgewicht, den du durch Übungen des Stillen Qi Gong gezielt einsetzen kannst.

Das Stille Qi Gong kann auch als eine Art der geführten Meditation bezeichnet werden, wobei dir die Anleitung wie ein roter Faden hilft, dich auf deine Atmung und deine Vorstellungskraft zu besinnen.

Der Ausdruck „Stilles Qi Gong" verdeutlicht, dass die Übungen aus einer inneren Ruhe entstehen und sie weiter verstärken sollen, was in den folgenden Meditationen und Traumreisen deutlich wird. Dafür gibt es nun eine erste kleine Atemübung, die jeder unabhängig von Ort und Zeit durchführen kann. Sie hilft dabei, die Energiereserven wieder aufzufüllen. Sich solch kleine, aber regelmäßige Pausen bewusst zu nehmen, ist wichtig. Denn diese Atemübungen bieten dir eine Möglichkeit, Erholung in deinen Alltag aktiv zu integrieren, sodass du anschließend mit neu gewonnener Kraft durchstarten kannst und deine Energiereserven nicht auf null gehen.

Atemübungen, Meditationen & Traumreisen

Atemübungen dienen grundsätzlich der Beruhigung und Entspannung. Durch das bewusste Atmen können der Sympathikus und der Parasympathikus beeinflusst werden, und zwar dahingehend, dass die Aktivität des Sympathikus abnimmt. So kann der Parasympathikus mehr an Einfluss gewinnen. Der Sympathikus sorgt für die Leistungsbereitschaft des Körpers.

Der **Parasympathikus** ist zuständig für Ruhe, Entspannung und Regeneration. Wichtig ist dafür, zu wissen, dass der Parasympathikus in seiner Aktivität relativ gleich bleibt.

Der **Sympathikus** kann sich jedoch in seiner Aktivität über den Tag bzw. die Nacht hinweg steigern und senken. Durch Atemübungen können wir ihn, den Sympathikus, zudem gezielt beeinflussen und zur Ruhe bringen. Mit der folgenden Atemübung kann dies geschehen.

Man kann den Sympathikus herunterfahren, indem die Atmung verlangsamt wird und man seine Konzentration auf die Ausatmung legt. Das heißt, dass die Ausatmung etwas länger dauert als die Einatmung. Eine sehr gute Atemfrequenz ist hier sechs Atemzüge pro Minute. Ein Atemzyklus, also eine Ein- und Ausatmung, dauert demnach zehn Sekunden.

Dabei atmet man etwa drei bis vier Sekunden ein und sechs bis sieben Sekunden wieder aus. Beides nur durch die Nase. Der Mund bleibt geschlossen. Die Wirksamkeit dieser Technik ist wissenschaftlich belegt.

Die ganze Übung wird für mindestens fünf Minuten durchgeführt. Das senkt den Blutdruck und den Muskeltonus enorm. Und je länger die Übung ausgeführt wird, desto mehr senken sich der Blutdruck und der Muskeltonus.

Es handelt sich hierbei also um eine ganz leichte, aber sehr effektive Übung, die jeder relativ unabhängig von Ort und Zeit durchführen kann. Damit du dich besser auf die Atmung fokussieren kannst, kannst du gerne auch deine Augen schließen.

Die Sekunden kannst du entweder mit deinen Fingern oder still in Gedanken zählen. Wenn du magst, kannst du dir dafür eine ruhige Meditationsmusik anmachen oder die Atmung auch ganz in Ruhe genießen.

Die Position für die Atemübung kannst du frei wählen. Du kannst dich auf einen Stuhl oder in einem Schneidersitz auf eine Matte setzen oder sie liegend im Bett machen – ganz nach deinem Belieben und je nach Situation. Im Laufe der Übung wirst du merken, wie sich dein gesamter Körper immer mehr entspannt und wie du zur Ruhe kommst.

Je nach Länge der Übung können sich auch Verspannungen und somit Schmerzen in beispielsweise deinem Kopf, Nacken oder deinen Schultern lösen. Bei der Atmung musst du dich nicht zwingend an genau die angegebene Sekundenzahl halten und sie auch nicht die ganze Übung über mitzählen. Je mehr du in die Entspannung kommst, umso tiefer wird deine Atmung. Im Vordergrund steht hier vor allem die Verlangsamung und Vertiefung der Atemfrequenz, was mit der Zeit ganz automatisch geschehen wird.

bit.ly/3HIagcI

Hier geht es zu allen geführten Audio-Meditationen!

EINE ATEMÜBUNG ZUR BERUHIGUNG & ENTSPANNUNG

„Hallo und herzlich willkommen. Schön, dass du da bist! Ich freue mich, dir nun diese Atemübung vorstellen zu dürfen.

Begebe dich in die Position, in der du die Atemübung durchführen möchtest. Lege deine Arme und Hände sowie deine Beine und Füße entspannt ab.

Atme einige Male tief ein und aus. Lasse alles los, was du jetzt gerade nicht brauchst. Alles, was zuvor war und danach sein wird, ist in diesem Moment nicht wichtig.

Richte deine Aufmerksamkeit voll und ganz auf deine Atmung, die nun immer tiefer und ruhiger werden darf. Atme tief und ruhig ein und ganz langsam und sanft wieder aus. Zähle bis vier und atme ruhig ein – eins, zwei, drei, vier.

Zähle dann während deiner Ausatmungen bis sechs – eins, zwei, drei, vier, fünf, sechs. Wiederhole dies für die nächsten Minuten. Ich wünsche dir viel Freude und Erholung mit dieser Übung!“

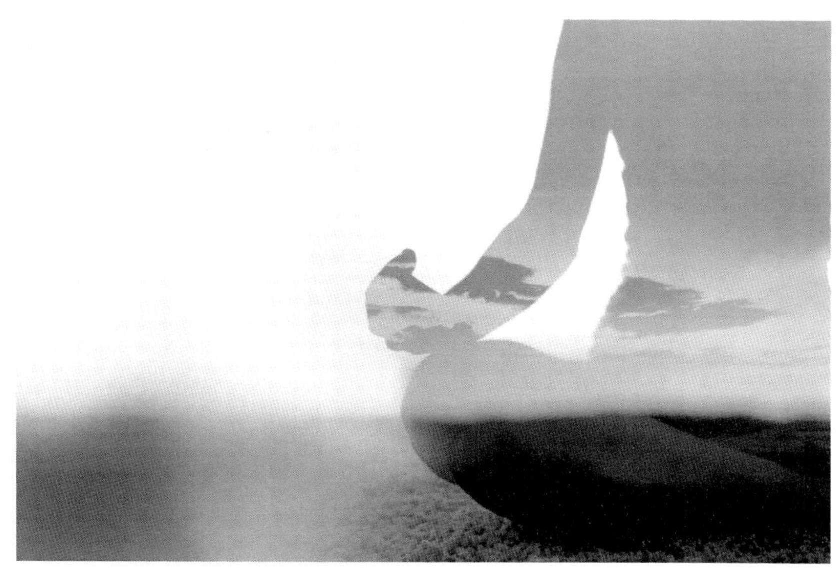

ENTSPANNT IN DEN TAG STARTEN

„Hallo und herzlich willkommen. Schön, dass du da bist! Ich wünsche dir einen wunderschönen guten Morgen. Heute habe ich für dich eine Meditation, mit der du positiv in den Tag starten kannst. Suche dir dafür einen gemütlichen Platz, an dem du für die nächsten zehn bis fünfzehn Minuten ganz ungestört sein kannst. Begebe dich in eine angenehme Sitzposition, zum Beispiel auf einem Stuhl oder in einen Schneidersitz auf deiner Yogamatte. Und wenn du für dich eine Position gefunden hast, dann lade ich dich dazu ein, deine Augen zu schließen und bei dir anzukommen. Atme dafür tief durch die Nase ein und lasse die Luft durch deinen leicht geöffneten Mund wieder hinausströmen. Und noch einmal tief durch die Nase ein- und durch den Mund ausatmen. Nimm noch einen letzten bewussten Atemzug und lasse deine Atmung dann zu ihrem natürlichen Rhythmus zurückkehren.

Und nun strecke deine Arme einmal ganz langsam nach vorne. Atme dabei ein und wieder aus und fühle, wie dein Körper dabei lockerer und weicher wird. Entspanne dich und lasse dich tief in deinen Untergrund sinken, sodass du dich vollkommen geerdet und geborgen fühlst.

Scanne nun deinen Körper von oben bis unten. Fühle, ob vielleicht irgendwo eine Anspannung sitzt. Atme in diese Stelle hinein und lasse die Anspannung mit der Ausatmung los. Atme noch einmal tief ein und lasse auch den Rest der Anspannung mit der

Ausatmung gehen. Mache dies nun für alle Stellen in deinem Körper, in denen du eine Anspannung verspürst.

Lausche für die nächsten zehn bis fünfzehn Atemzüge der Musik. Spüre, wie du beim Einatmen neue positive Lebensenergie aufnimmst und bei jedem Ausatmen alle Anspannung und jeden Gedanken loslässt. Wenn deine Gedanken abschweifen, lenke sie ganz sanft auf deinen Atem zurück, denn du bist der Schöpfer deiner Gedanken und deine Gedanken kreieren deinen heutigen Tag.

Ich lade dich jetzt dazu ein, die folgenden Affirmationen anzuhören und im Stillen für dich zu wiederholen.

Heute wird ein wunderbarer Tag,

den ich mit Ruhe und Gelassenheit erlebe.

Ich freue mich auf all die Wunder,

denen ich heute begegnen werde.

Ich ziehe nur positive Umstände in mein Leben.

Ich bin dankbar für mein Leben und für diesen neuen Tag.

Ich vertraue meiner Intuition.

Ich öffne mein Herz und lasse Glück und Freude hineinströmen.

Alles passiert für mich.

Ich bin stark und gesund.

Ich bin genug.

Ich habe grenzenloses Potenzial.

Das Leben gibt mir immer das, was ich zum Wachsen brauche.

Ich mache diesen Tag zu einem wunderbaren Tag.

Ich begegne mir und allen anderen Menschen mit Mitgefühl und mit einem Lächeln.

Ich habe es verdient, glücklich und erfüllt zu sein.

Atme tief ein und lasse so die Energie dieser Worte in deinen Körper und deinen Geist fließen. Sauge die Energie in dir auf.

Und stelle dir nun vor, wie ein warmer Wasserfall aus Licht durch deinen Körper strömt. Durch dich hindurch. Durch deinen ganzen Körper. Das warme Licht fließt durch deine Arme in deine Hände bis zu den Fingerspitzen, durch deine Brust und dein Herz, in deinen Bauch, durch deine Beine bis zu den Zehen. Spüre, wie das Licht dir beim Durchströmen Energie schenkt und jede Zelle deines Körpers mit Licht umhüllt wird, von deinen Fußspitzen bis zu deinem Haaransatz. Lasse diesen kraftvollen Energiestrom durch deinen Körper hin- und herfließen. Das warme Licht begleitet dich an deinem heutigen Tag.

Heute wird ein wunderbarer Tag. Du bist genau so richtig, wie du bist. Du bist genug. Daran wird dich das Licht immer wieder erinnern. Du darfst dir und dem Leben vertrauen. Nun spüre, wie dieses warme, wunderschöne Gefühl sich in deinem ganzen Körper ausbreitet und dort verbleibt. Du fühlst dich immer wärmer, geborgener und friedlicher.

Atme tief ein und sanft wieder aus. Spüre, wie deine Bauchdecke sich bei jedem Einatmen hebt und bei jedem Ausatmen wieder senkt. Bei jedem Einatmen atmest du positive Energie und warmes Licht in dich hinein. Und bei jedem Ausatmen lässt du jede Anspannung und alle negativen Gedanken los. Und dann bringe deine Aufmerksamkeit ganz langsam wieder in deinen Körper, ins Hier und Jetzt. Spüre die Unterlage unter dir, deine Füße, deine Oberschenkel, deine Hüfte und deinen Bauch. Spüre deinen Herzschlag und das warme Gefühl in dir. Verinnerliche es. Spüre deine Arme und Hände. Spüre deinen Nacken, deinen Kiefer, deinen Kopf. Bewege alles ganz langsam und ganz sanft. Schenke dir dabei ein

Lächeln. Lege beide Hände auf dein Herz und bedanke dich bei dir, dass du dir die Zeit genommen hast, um diesen Morgen mit Dankbarkeit und mit positiver Energie zu beginnen. Genau das trägst du nun in die Welt hinaus. Nimm noch einen tiefen Atemzug durch die Nase ein, halte den Atem kurz und lasse ihn gehen. Atme noch einmal tief durch die Nase ein, halte den Atem und lasse ihn gehen. Und wenn du so weit bist, öffne sacht deine Augen und komme im jetzigen Moment an. Bleibe noch so lange in dieser Position, wie es sich für dich gut anfühlt. Bewege und strecke deinen Körper so, wie es sich für dich gut anfühlt. Und atme so, wie es sich für dich gut anfühlt. Ich wünsche dir einen tollen und energiereichen Tag. Bis zum nächsten Mal!"

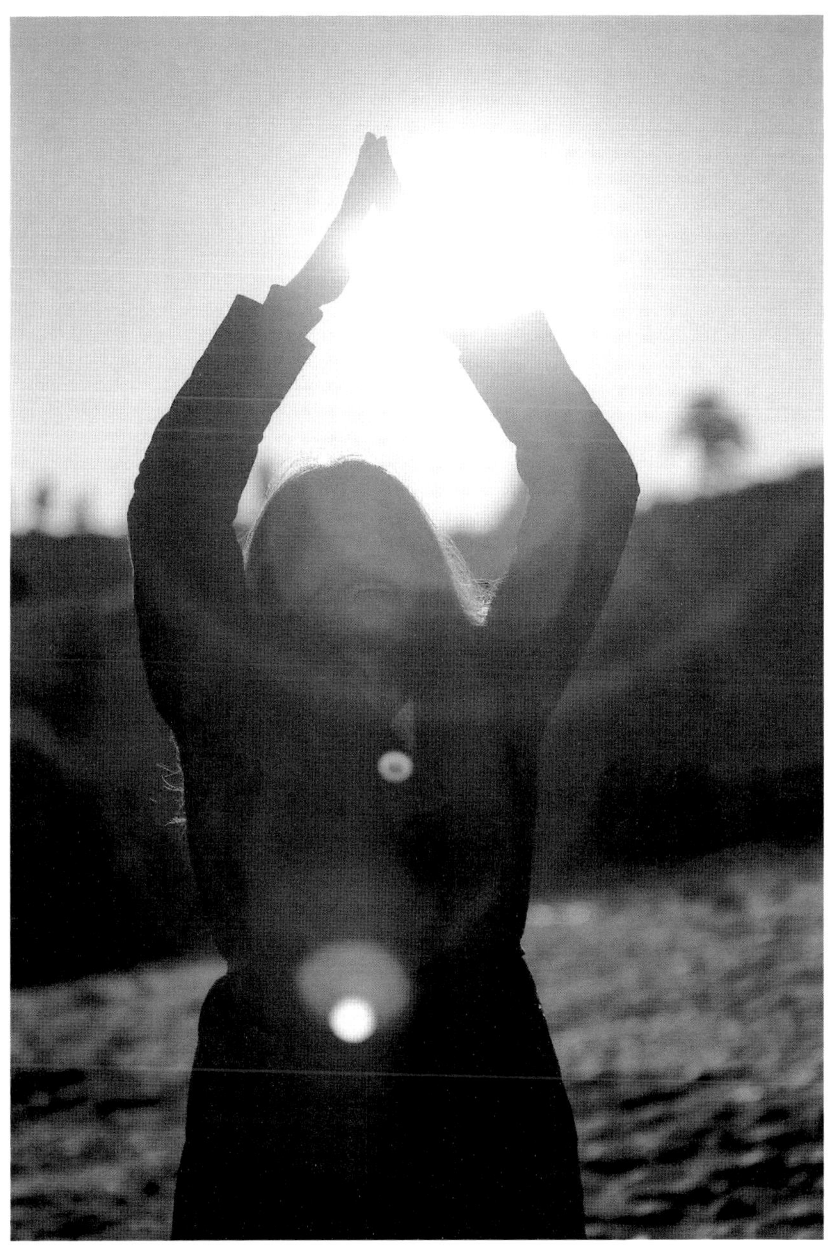

EINE TRAUMREISE IM WALD

„Hallo und herzlich willkommen. Schön, dass du da bist! Heute habe ich für dich eine Traumreise. Wir gehen in den Wald. Sie ist wunderbar dafür geeignet, um dich zu stärken. Dabei wünsche ich dir nun viel Freude! Suche dir für diese Reise einen gemütlichen Platz, an dem du für die nächsten fünfzehn Minuten ungestört für dich sein kannst. Begebe dich in eine angenehme Sitzposition, zum Beispiel auf einem Stuhl oder in einen Schneidersitz auf deiner Yogamatte. Und wenn du für dich eine Position gefunden hast, dann lade ich dich dazu ein, deine Augen zu schließen und bei dir anzukommen. Komme dafür nun in eine aufrechte und stabile Sitzposition. Lege deine Hände auf den Oberschenkeln ab. Atme tief ein – und lange wieder aus. Nimm dir einige Momente, um vollkommen bei dir anzukommen.

Konzentriere dich auf deine Atmung. Atme tief und entspannt ein und aus.

Spüre in deinen Körper. Spüre deine Stirn, deine Schultern, Arme und Finger, deine Brust, deinen Bauch. Spüre in dein Becken, in deine Beine und deine Füße. Erlaube dir, tiefer zu entspannen. Bringe deine Aufmerksamkeit zu deiner Atmung. Nimm wahr, wie dein Atmen ruhig und gleichmäßig durch die Nase ein und durch deinen leicht geöffneten Mund wieder hinausströmt. Lasse deinen Bauch ganz weich werden. Er bewegt sich rhythmisch zu deiner Atmung. Lasse dein Atmen nun in seinem ganz natürlichen Rhythmus fließen. Nimm wahr, was du in dir alles beobachten kannst.

Das sanfte Heben der Bauchdecke mit der Einatmung und wie sie mit der Ausatmung langsam wieder nach unten sinkt. Mit der Einatmung entsteht Raum in deiner Brust und in deinem Bauch. Mit der Ausatmung werden sie ganz flach. Nimm auch wahr, ob du hier noch an irgendetwas festhältst, was du mit der nächsten Ausatmung gehen lassen kannst. Dies kann eine Anspannung sein oder ein Gedanke. Nutze die Ausatmung hier, um diese Dinge loszulassen. Nimm wahr, wie deine Atmung deinen Körper mit frischem Sauerstoff und neuer Energie versorgt. Spüre den Atem in deiner Brust und wie sich deine Rippen weiten. Mit der Ausatmung ziehen sie sich wieder zusammen.

Spüre nun den Atem in deinem Gesicht – den sanften Luftzug an deiner Nase bei der Ein- und Ausatmung. Atme ein. Spürst du den Luftzug in den Nasenflügeln, wenn du einatmest, und den etwas wärmeren Luftzug, wenn du wieder ausatmest? Nimm wahr, wo du den Atem noch spüren kannst, vielleicht im Bereich oberhalb der Oberlippe, vielleicht auch mehr im linken oder mehr im rechten Nasenflügel.

Atme dann tief durch die Nase ein und lange durch den Mund aus. Wir beginnen nun mit der Traumreise. Stelle dir vor, du stehst in einem Wald. Um dich herum sind überall Bäume. Ihre Blätter rascheln sanft im Wind. Das Gras wiegt sich hin und her. Du spürst einen kühlen Luftzug und die warmen Sonnenstrahlen, die sich durch das Blätterdach einen Weg zu deinem Gesicht bahnen. Du lässt den Blick umherwandern. Das Licht blinzelt durch die Blätter und reflektiert sich in einem kleinen rauschenden Bach. Du hörst das Gezwitscher der Vögel. Lasse diese ruhige Umgebung einen Moment auf dich wirken. Wenn du magst, kannst du auch in deiner Vorstellung deine Augen schließen und schauen, was du mit deinen anderen Sinnen sonst noch wahrnehmen kannst. Vielleicht riechst du etwas? Vielleicht hörst du etwas?

Öffne deine Augen wieder. Hoch über den Baumkronen kannst du eine Baumspitze erspähen, die über alle anderen Bäume hinausragt. Und du fühlst eine Anziehungskraft zu genau diesem Baum. Du machst dich auf den Weg, um ihn zu suchen. Du läufst Schritt für Schritt durch den Wald. Dabei spürst du den feuchten Waldboden und das weiche Moos unter deinen Füßen. Du hast es nicht eilig und gehst ganz bedacht, bleibst mal hier und mal dort stehen und schaust dich um. Vielleicht entdeckst du noch weitere Tiere. Nach einigen Momenten siehst du von Weitem den breiten Stamm des großen Baumes und du fühlst dich noch stärker zu ihm hingezogen. Direkt vor dem Baum bleibst du stehen und legst sachte deinen Kopf in den Nacken.

Du siehst, wie hoch der Baum in den Himmel ragt. Er ist noch größer, als du dachtest. Die Sonne blinzelt durch die Baumkrone. Und du spürst die Anziehungskraft des Baumes, der hier schon hunderte von Jahren steht, nun in voller Stärke. Jedes Jahr wächst ihm ein neuer Jahresring. Dieser Baum überdauert alles. Alle Launen der Natur, alle Jahreszeiten, jeden Sturm.

Der Baum ist voller Kraft, Energie und Beständigkeit. Du legst deine Hände an die warme und feste Rinde des Baumes und nimmst all diese Dinge in dir auf. Mit jedem Atemzug ein Stück mehr. Du spürst, wie mit jedem Atemzug die Gelassenheit des Baumes auf dich übergeht, wie du vertrauen kannst. Du setzt dich auf das Moos und lehnst deinen Rücken an den Baum. Du spürst, wie seine Wärme auf dich übergeht. Du sitzt hier, schließt deine Augen und atmest tief ein und aus. Stelle dir vor, wie du mit jeder Ausatmung tiefer entspannst und sich dein Rücken immer mehr mit dem

Baum verbindet. Spüre, wie immer mehr von seiner Wärme in deinen Körper strömt.

Wiederhole für dich die Worte: „Ich bin sicher und geerdet." Mit jeder Einatmung schenkt dir der Baum mehr Vertrauen und Energie. Was auch immer gerade ist, es geht vorbei. Neues wird kommen und auch wieder gehen. Du kannst all das mit Gelassenheit überdauern, so, wie auch der Baum alles überdauert. Die Erde, auf der du sitzt, trägt dich stabil und sicher durch alles hindurch. Atme ein und hole dir die frische Energie aus der Natur. Atme aus und lasse alles andere los. Alles, was du nicht mehr brauchst, darf jetzt gehen. Verweile hier noch einige Momente.

Lausche den Naturgeräuschen. Spüre, wie die Wärme und die Kraft sich immer weiter in dir ausbreiten. Wenn dein Körper voller Wärme und voller Kraft ist, wird es auch für dich Zeit, zu gehen. Du stehst langsam auf, blickst noch einmal auf den großen Baum und verabschiedest dich. Dann drehst du dich um und gehst den Weg zurück, den du gekommen bist. Gehe Schritt für Schritt voran. Mit jedem Schritt fühlst du dich wacher und stärker. Mit jedem Atemzug wirst du lebendiger und kommst wieder zurück in die Realität. Atme tief ein und aus. Komme wieder in dem Raum an, in dem du gerade sitzt. Atme ein und aus und komme wieder ganz ins Hier und Jetzt. Ein letztes Mal tief ein- und wieder ausatmen. Spüre den Boden, auf dem du gerade sitzt, und werde dir noch einmal über das bewusst, was der Baum dir mitgegeben hat. Du kannst jederzeit zu ihm zurückkehren, wenn du davon wieder etwas brauchst. Spüre noch einmal in deinen Körper und wie warm, energiegeladen und kraftvoll du nun bist.

Lege beide Hände auf dein Herz und bedanke dich bei dir, dass du dir die Zeit genommen hast, um dich mit neuer Energie zu füllen. Und genau das trägst du nun in die Welt hinaus. Nimm noch einen tiefen Atemzug durch die Nase ein, halte den Atem kurz und lasse ihn gehen. Atme noch einmal tief durch die Nase ein, halte den Atem und lasse ihn dann gehen. Und wenn du so weit bist, öffne sacht deine Augen und komme im jetzigen Moment an. Bleibe noch so lange in dieser Position, wie es sich für dich gut anfühlt. Bewege und strecke deinen Körper so, wie es sich für dich gut anfühlt. Und atme so, wie es sich für dich gut anfühlt. Ich wünsche dir einen tollen und kraftvollen Tag. Bis zum nächsten Mal!“

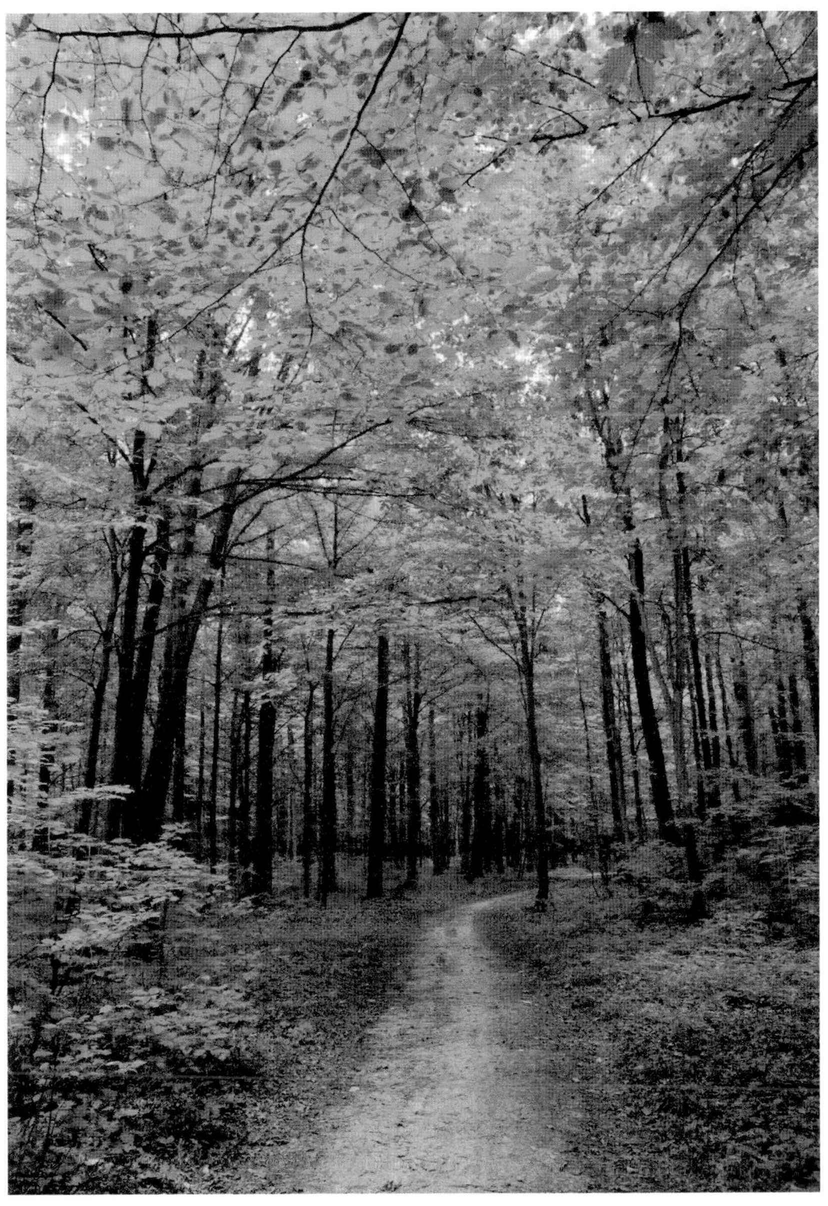

KÖRPERWAHRNEHMUNG & SELBSTLIEBE

„Hallo und herzlich willkommen. Schön, dass du da bist! In dieser Meditation geht es darum, für dich und deinen Körper zu sorgen. Denn deine Gesundheit ist überaus wichtig und bildet die Grundlage für alles Weitere in deinem Leben. Nutze daher diese Meditation als Gelegenheit für dich, um zu schauen, wie du momentan mit dir und deinem Körper umgehst und wie du für dich sorgst. Du kannst in dich, in deinen Körper, hineinspüren und fühlen, was du wirklich brauchst und wo du vielleicht noch besser für dich sorgen kannst. Ich wünsche dir nun ganz viel Freude und neue Erkenntnisse mit dieser Meditation.

Suche dir für die Meditation einen ruhigen Ort, an dem du für die nächsten zehn bis fünfzehn Minuten ganz ungestört für dich sein kannst. Begebe dich in eine angenehme Sitzposition, zum Beispiel auf einem Stuhl oder in einen Schneidersitz auf deiner Yogamatte. Und wenn du eine angenehme Sitzposition gefunden hast, dann lade ich dich dazu ein, deine Augen zu schließen und bei dir anzukommen. Hier, in diesem Moment.

Nimm die Unterlage unter dir wahr. Spüre ganz deutlich, wo du bist, in diesem Raum, in diesem Moment. Nimm nun ein paar tiefe Atemzüge. Atme tief und genüsslich durch deine Nase ein und durch deinen leicht geöffneten Mund wieder aus. Deine Atmung fließt in einem sanften Rhythmus, so, wie es sich für dich gut anfühlt. Spüre, wie du mit dem langsamen Ein- und Ausatmen immer mehr entspannst, immer mehr ankommst, immer mehr bei dir sein darfst. Und spüre auch, wie du mit jedem Atemzug deinen Körper mit dem wertvollen und frischen Sauerstoff versorgst. Er gibt dir die Energie, dich und jede einzelne Zelle deines Körpers zu regenerieren. Indem du unzählige Male am Tag ein- und ausatmest, den frischen Sauerstoff ein-, die verbrauchte Luft hinausatmest, unterstützt du deinen Körper, Kraft zu tanken. Dein ganzer Körper kann so wunderbar arbeiten.

Ich möchte dich einladen, dir jetzt einmal folgende Fragen zu stellen:

„Sorge ich gut für mich und meinen Körper?“

„Versorge ich meinen Körper mit all dem, was er benötigt?“

„Trinke ich genug Wasser?“

„Versorge ich meinen Körper mit gesunden, frischen Lebensmitteln, die ihm guttun und mich gesund sein lassen?“

„Sorge ich für ausreichend Bewegung?“

„Sorge ich für ausreichend Entspannung und für genug Schlaf?“

„Umgebe ich mich mit Leuten, die mir guttun, mir Energie schenken?“

„Habe ich genug Auszeiten und Momente, um einmal nur mir Gutes zu tun?“

Gehe all diese Dinge in deinem Kopf durch und überlege, wie es im Moment und in letzter Zeit bei dir war. Sei ganz ehrlich zu dir selbst. Es ist vollkommen ok, wenn du merkst, dass nicht alle Dinge so zutreffen. Dafür bist du ja hier. Jetzt, in diesem Moment. Und gerade jetzt schenkst du dir und deinem Körper einen Moment der Ruhe, der Achtsamkeit. Eine Auszeit, um einmal nur dir Gutes zu tun.

Und nun überlege einmal, was du vielleicht verbessern möchtest? Was möchtest du verändern? Frage dich: „Wie kann ich noch besser für mich sorgen?“ „Wie kann ich mich noch besser fühlen?“ Dein Körper ist dieses Wunderwerk, in dem all deine Organe, all deine Körperteile, all deine Gedanken und Gefühle zusammenarbeiten – für dich und mit dir zusammen. Wie kannst du ihn dabei unterstützen? Wie kannst du mit ihm umgehen, damit es ihm und dir noch besser geht? All das, was du gern tust, all das, was du noch gerne erreichen möchtest – die Voraussetzung dafür ist dein Körper. Und zwar dein gesunder Körper. Darum fasse nun in dir folgenden Entschluss:

„Ich sorge von jetzt an gut für mich.

Ich schaue, dass ich genug schlafe; dass ich nährstoffreiche Lebensmittel zu mir nehme;

dass ich genug trinke;

dass ich mir Zeit für mich nehme;

dass ich Spaß habe;

dass ich auf meinen Körper höre;

dass ich mich mit Menschen umgebe, dir mir guttun und

dass ich in mich hineinfühle, was ich benötige.“

Fasse diesen Entschluss und spüre, wie gut es sich anfühlt, für dich sorgen zu wollen; dir und deinem Körper mit Achtsamkeit und Liebe zu begegnen. Denn du bist der Mensch, der dich bis zum Ende deines Lebens begleiten wird. Deshalb sage dir:

„Ich sorge gut für mich. Für meinen Körper. Für meinen Geist. Für meine Seele."

Lasse diesen Entschluss einen Teil von dir werden. Beachte, wie sich dieser Entschluss auf dein Leben auswirkt. Gehe dafür einmal den heutigen Tag, die nächsten Tage und Wochen in Gedanken durch. Schaue, was sich durch diesen Entschluss ändern darf.

Was möchtest du in dein Leben integrieren?

Von welchen Dingen möchtest du dich verabschieden?

Was möchtest du ändern?

Vielleicht sind es nur einige Kleinigkeiten, vielleicht aber auch ein paar mehr oder etwas Größeres. All das ist gut, wenn es sich für dich richtig anfühlt. Vielleicht fallen dir auch nachher, morgen oder nächste Woche noch mehr Dinge auf, die du ändern möchtest. Gib dir Zeit für diese Veränderungen. Du darfst dabei stets liebevoll zu dir selbst sein. Es ist ein großer Schritt, so bewusst und achtsam für sich selbst zu sorgen.

Atme nun einige Male tief ein und langsam wieder aus und lasse so diesen Entschluss tief in deinen Körper und dein Bewusstsein einsinken. Wenn du magst, darfst du dir ein Lächeln schenken und dein Gesicht erstrahlen lassen. Kannst du spüren, wie gut sich das anfühlt?

Atme noch einmal tief ein und aus. Spüre in deinen Körper. Lege beide Hände auf dein Herz und bedanke dich bei dir, dass du dir die Zeit genommen hast, um diesen Entschluss für dich zu fassen und ihn in dir zu verankern. Es ist mutig, sich diese Fragen zu stellen und sie ehrlich zu beantworten, und es ist noch mutiger, entsprechende Änderungen daraus abzuleiten und sie aktiv in die Tat umzusetzen.

Und wenn du so weit bist, öffne sacht deine Augen und komme im jetzigen Moment an. Bleibe noch so lange in dieser Position, wie es sich für dich gut anfühlt. Bewege und strecke deinen Körper so, wie es sich für dich gut anfühlt. Und atme so, wie es sich für dich gut anfühlt. Ich wünsche dir einen tollen und energiereichen Tag und noch mehr Mut und Beständigkeit für die Änderungen, die du in dein Leben integrieren möchtest. Bis zum nächsten Mal!“

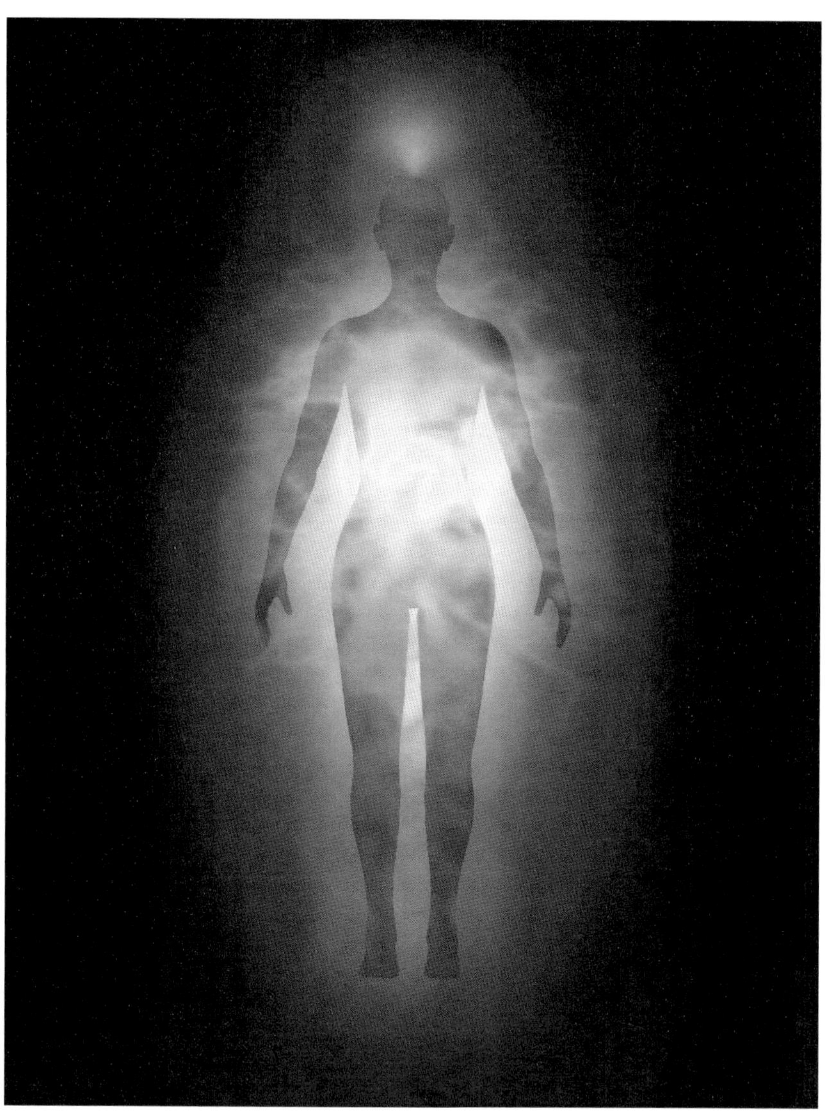

FÜR INNEREN FRIEDEN UND AUSGEGLICHENHEIT

„Hallo und herzlich willkommen. Schön, dass du da bist! Heute stelle ich dir eine Übung vor, die dir innere Ruhe und inneren Frieden bringt.

Kennst du diese Situation, wenn es drunter und drüber geht und nichts zu funktionieren scheint? Am liebsten möchtest du weg und aus dieser Situation flüchten. Aber das geht oft nicht. Daher gibt es nun diese kleine Übung für dich, mit der du wieder zu deiner inneren Ruhe und zu innerem Frieden finden kannst, wenn du dich in einer solchen Situation befindest. Suche dir einen ruhigen Ort, an dem du für die nächsten zehn Minuten ganz ungestört für dich sein kannst. Du kannst die Übung im Stehen oder im Sitzen machen. Wenn du stehst, stelle dich aufrecht hin und lasse deine Arme und Schultern locker nach unten hängen. Wenn du sitzen möchtest, setze dich auf einen Stuhl oder im Schneidersitz auf eine Matte und lege deine Hände entspannt auf den Oberschenkeln ab.

Schließe dann sanft deine Augen. Atme einige Male tief durch die Nase ein und lange durch deinen leicht geöffneten Mund wieder aus. Dabei kannst du alle Anspannungen ausatmen. Oft befinden diese sich nach einer Konfliktsituation in deinen Schultern, deinem Nacken, deiner Stirn, deinem Kiefer, in deinem Bauch oder deinen Händen. Das kann ganz unterschiedlich sein. Wir gehen nun Stück für Stück durch alle Körperregionen, in denen eine Spannung wahrnehmbar ist.

Wir beginnen mit den Schultern. Atme tief und bewusst in deine Schultern hinein. Ziehe sie dafür mit dem Einatmen nach oben, halte diese Position so für einen kurzen Moment und lasse die Schultern und die Anspannung in ihnen mit deiner Ausatmung gehen. Wiederhole dies einige Male, bis sich deine Schultern lockerer anfühlen. Vielleicht spürst du auch noch eine Anspannung in deinem Nacken. Stelle dir vor, dass bei deiner nächsten Einatmung die Luft zu deinem Nacken strömt, indem du deinen Nacken ganz gerade werden lässt. Dazu kannst du dein Kinn leicht Richtung Brustkorb senken. Und auch hier lässt du die Anspannung mit der Ausatmung gehen. Wiederhole die Atmung in deinen Nacken so oft, bis alle Anspannung fort ist. Gehe weiter durch deinen Körper und lenke deine Aufmerksamkeit nun auf dein Gesicht. In konfliktbehafteten oder stressigen Situationen beißen wir oft die Zähne aufeinander und legen die Stirn in Falten.

Daher dürfen nun auch die Anspannungen aus deinem Gesicht weichen. Lasse mit der nächsten Einatmung den frischen Sauerstoff erst zu deinem Kiefer und anschließend zu deiner Stirn fließen. Stelle dir vor, wie die neue Energie so den Platz der Anspannung einnimmt. Mit jedem Atemzug lösen sich die Anspannungen in Kiefer und Stirn mehr und mehr. Lasse sie mit dem Ausatmen aus dir hinausgehen. Dein Kiefer liegt ganz sanft aufeinander. Deine Stirn wird ganz weich. Dein Kopf, dein Nacken und deine Schultern fühlen sich nun befreit an. Sie werden von frischer Energie und Leichtigkeit durchströmt.

Spüre nun in deine Hände. Wenn sie noch zusammengerollt sind, öffne sie und lasse sie ganz locker neben deinem Körper hängen oder entspannt auf deinen Oberschenkeln liegen. Deine Hände sind tagtäglich so viel im Einsatz. Sie dürfen sich nun auch ausruhen und neue Kraft tanken. Atme tief ein und langsam wieder aus. Mit dem nächsten Einatmen lasse deinen Atem über die Arme in deine Hände fließen, bis in die Fingerspitzen. Wiederhole dies einige Male. Atme dabei immer tief ein – und langsam wieder aus. Bei jeder Ausatmung lässt du die Spannung mehr und mehr aus deinen Händen gehen. Auch sie fühlen sich nun locker und leicht an.

Spüre nun abschließend in deinen Bauch hinein. Lege dazu deine mit neuer Energie gefüllten Hände sanft auf deinen Bauch. Nimm wahr, wie sich deine Bauchdecke hebt, wenn du einatmest, und wieder senkt, wenn du ausatmest. Verstärke das Heben und Senken bewusst mit jeder Ein- und Ausatmung, indem du deinen Bauch beim Einatmen nach vorne schiebst.

So entsteht viel Raum für neuen Sauerstoff, der sich in dir ausbreitet und dir neue Kraft gibt. Wenn du ausatmest, ziehe deinen Bauch nach innen. Stelle dir vor, dass du so alle Anspannungen aus dir hinausschiebst. Intensiviere das bewusste Heben und Senken der Bauchdecke mit jedem Atemzug. Nach einigen Atemzügen ist nun auch dein Bauch ganz weich geworden.

Du fühlst dich frei und ausgeglichen. Dein Körper ist entspannt. Du hast jede Anspannung gehen lassen. In dir fließt nun so viel – so viel Sauerstoff, so viel Frische, so viel Energie. Spüre, wie belebend sich all das anfühlt. Wenn du magst, darfst du dir ein Lächeln schenken. Denn diese Entspannung und diese neue Energie hast du dir selbst geschenkt und bewusst herbeigeführt.

Atme noch einmal tief ein und langsam wieder aus. Spüre deinen Körper. Lege beide Hände auf dein Herz und bedanke dich bei dir, dass du dir die Zeit genommen hast, um wieder zu deinem inneren Frieden zurückzufinden. Und wenn du so weit bist, öffne sacht deine Augen und komme im jetzigen Moment an. Bleibe noch so lange in dieser Position, wie es sich für dich gut anfühlt. Bewege und strecke deinen Körper so, wie es sich für dich gut anfühlt. Und atme so, wie es sich für dich gut anfühlt. Ich wünsche dir noch einen schönen und von nun an entspannten Tag. Bis zum nächsten Mal!“

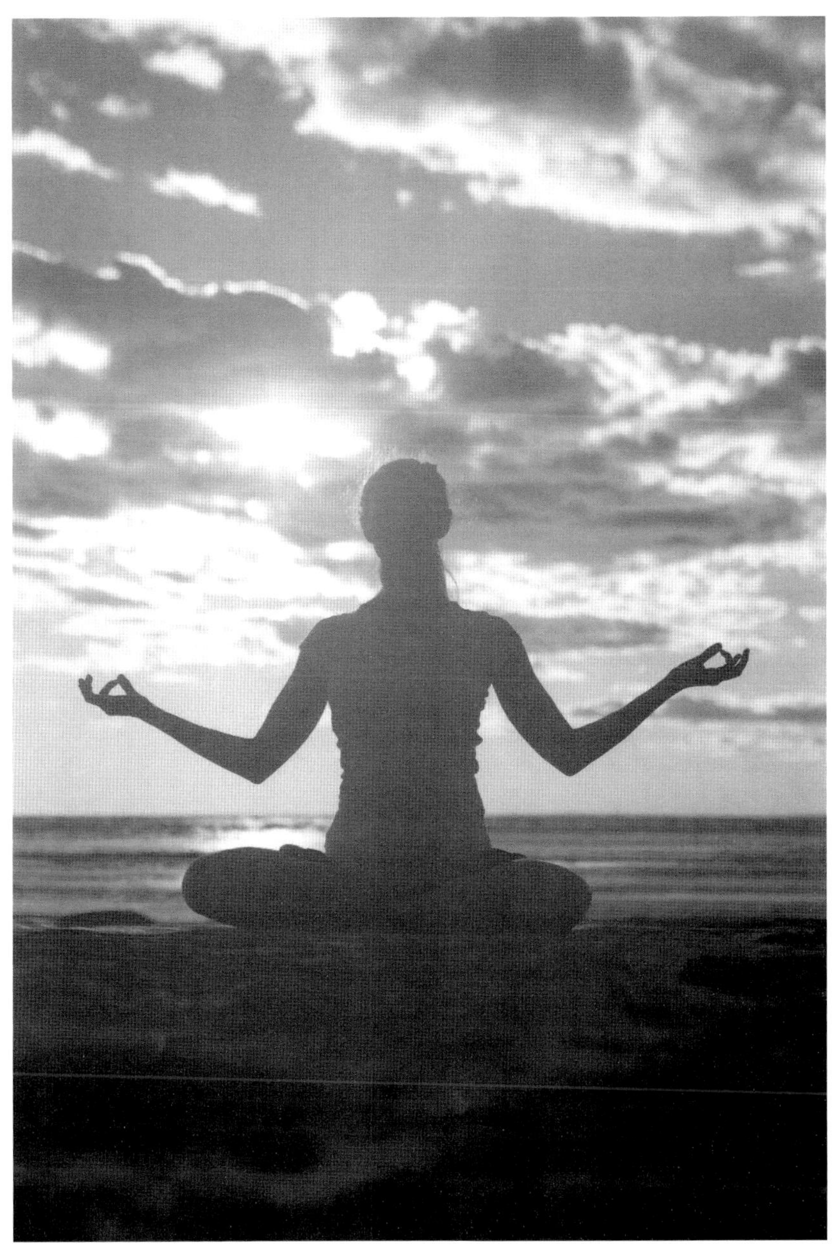

GRÜBELEIEN LOSLASSEN

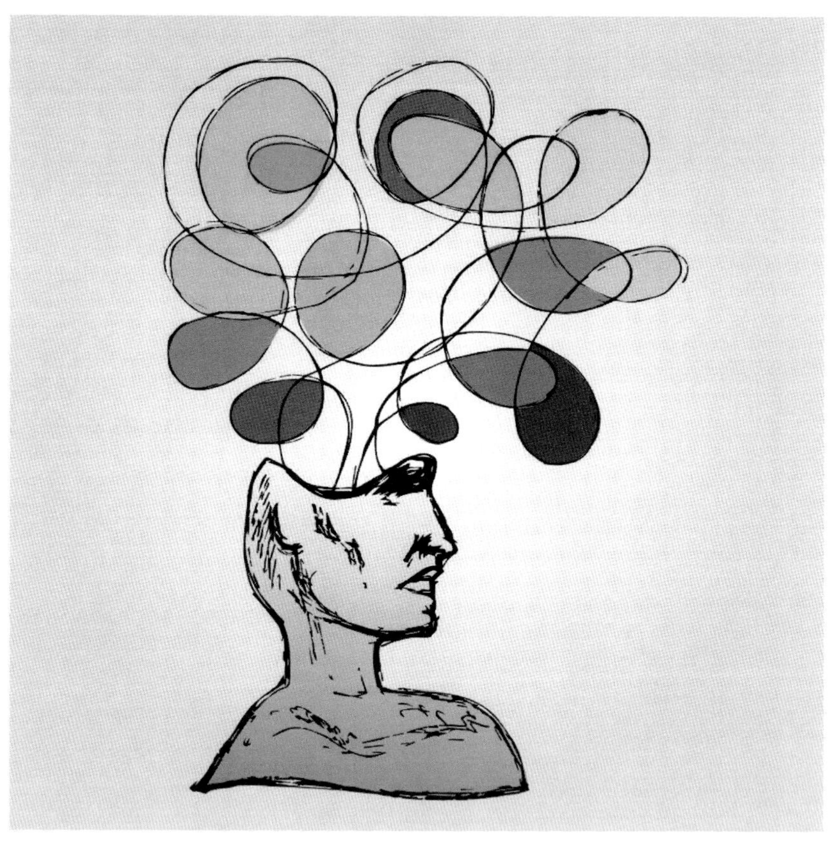

„Hallo und herzlich willkommen. Schön, dass du da bist! Heute möchte ich dir zeigen, wie du Grübeleien und Sorgen bewusst loslassen kannst. Suche dir für die Übung einen ruhigen Ort, an dem du für die nächsten zehn Minuten ganz ungestört für dich sein kannst. Vielleicht kennst du die Gedankenschleifen, die dich oft für ein paar Stunden oder manchmal sogar für einige Tage begleiten? Gedanken, die dich nicht loslassen wollen, dich immer ablenken und nicht zur Ruhe kommen lassen. Natürlich sind all unsere Gedanken und Emotionen wertvoll und haben es verdient, ihren Raum zu bekommen. Und auch hinter Ängsten können sich wichtige Botschaften verbergen. All diese Dinge wollen wahrgenommen und verstanden werden. Sich mit seinen Gedanken, Emotionen und Ängsten auseinanderzusetzen, ist sehr wichtig für die Gesundheit und die emotionale Stabilität. Doch dazu gehört es auch, dass wir selbst darüber bestimmen, wann wir uns mit welchem Thema und mit welchen Gedanken beschäftigen. Diese Themen und Gedanken dürfen nicht uns bestimmen. Daher lernen wir heute, dieses Gedankenkarussell bewusst zu verlassen. Diese Übung zeigt dir, wie du da herausfinden kannst. Sie ist für einen aktuellen Moment ausgerichtet. Du kannst sie also immer anwenden, wenn du leichte Angst oder Unsicherheit verspürst oder dich in einem Hamsterrad aus Gedanken gefangen fühlst.

Setze dich zunächst auf einen Stuhl. Beide Füße stehen dabei sicher auf dem Boden. Du atmest tief durch die Nase ein und mit der Ausatmung entspannst du deine Muskulatur. Atme also tief ein und mit der Ausatmung lässt du die Anspannung in dir gehen. Und noch einmal. Tief einatmen und langsam ausatmen. Und dann sieh dich da, wo du gerade bist, einmal um. Denn in dieser Übung konzentrieren wir uns bewusst auf unsere Sinne, um aus dem Hamsterrad hinauszugelangen.

Suche dir nun fünf Dinge in deiner Umgebung, die du sehen kannst. Das kann ein Tisch sein, die Uhr oder die Zimmerpflanze. Benenne diese fünf Dinge, die du sehen kannst.

Konzentriere dich danach auf vier Dinge, die du gerade fühlst. Das kann die Hose auf deiner Haut sein, der Untergrund unter den Füßen oder der Stuhl, auf dem du sitzt. Benenne nun also vier Dinge, die du gerade fühlen kannst.

Jetzt geht es ums Hören. Benenne drei Dinge, die du hören kannst, drei Geräusche, die du wahrnimmst. Vielleicht rauscht die Heizung im Hintergrund, du hörst draußen das Vogelgezwitscher oder Autos vorbeifahren. Was kannst du hören? Benenne nun diese drei Dinge.

Nun wird es etwas schwieriger. Versuche, zwei Sachen zu riechen. Gibt es zwei Gerüche oder Aromen, die du wahrnehmen kannst? Du kannst auch gerne an etwas schnuppern. Vielleicht riecht dein Oberteil nach Waschmittel oder deine Hände riechen nach Seife. Vielleicht nimmst du auch einen Geruch von Essen wahr. Benenne also nun zwei Dinge, die du riechen kannst.

Als Letztes bitte ich dich, einmal ganz bewusst den Geschmack in deinem Mund wahrzunehmen. Konzentriere dich darauf. Wahrscheinlich ist der Geschmack schon seit längerer Zeit da, aber du nimmst ihn jetzt erst so richtig wahr. Vielleicht ist es noch ein Geschmack von Zahnpasta oder deines letzten Essens. Vielleicht ist es auch eher ein neutraler Geschmack, der sich gar nicht zuordnen lässt. Das ist auch vollkommen in Ordnung. Beschreibe nun den Geschmack in deinem Mund so genau wie möglich

Beende die Übung, indem du dich reckst und streckst. Bedanke dich bei dir, dass du dir bewusst die Zeit genommen hast, um dich besser zu fühlen. Wenn es dir dein Kreislauf ermöglicht, dann stehe danach sofort auf. Bleibe nicht sitzen. Beschäftige dich. Vielleicht räumst du die Spülmaschine aus, du möchtest dir einen Tee machen oder du gehst mit einem Freund oder einer Freundin spazieren. Gehe direkt in eine Aktion über. Mache etwas, wobei du dich bewegst und was dir Spaß macht.

Danke, dass du dabei warst. Ich wünsche dir einen tollen und fröhlichen Tag!"

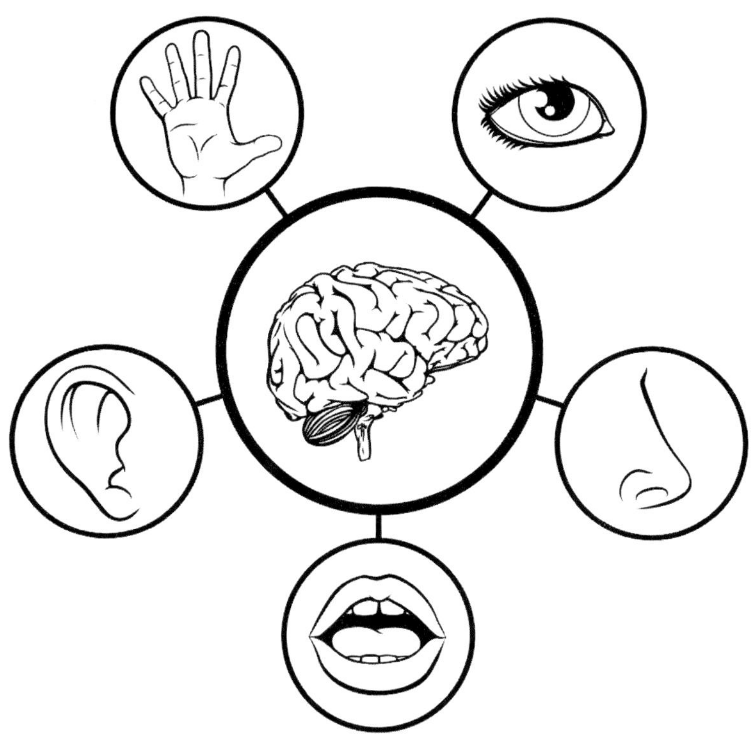

DER KLEINE HIMMELSKREISLAUF

„Der kleine Himmelskreislauf". Der Name klingt schon so wunderschön, dass du dir vorstellen kannst, welche positive Erfahrung das sein wird, diese meditative Übung zu machen. Sie dauert nur wenige Minuten und beruht auf dem Meridian-Paar Dumai und Renmai. Dieses Paar hab en wir in der Einleitung bereits kennengelernt. Sie werden auch als Lenker- und Konzeptionsgefäß bezeichnet. Diese beiden Meridiane entstehen bereits, wenn wir uns als Ungeborenes noch im Mutterleib befinden. Daraus entwickelt sich dann das gesamte restliche Meridiansystem. Das Lenker- und das Konzeptionsgefäß bilden, wenn man den Oberkörper seitlich betrachtet, einen ovalen Kreislauf. Dies ist der himmlische Kreislauf, welchen wir nun aktivieren. Während der Übung stellst du dir vor, wie die Energie in deinem Rücken nach oben zirkuliert und vorne wieder nach unten fließt. Dies in einem gleichmäßig bleibenden Kreislauf. Diese Übung führen wir gemeinsam dreimal durch. Es dauert nur wenige Minuten, ist dafür aber sehr intensiv. Bei den ersten Malen, wenn du diese Übung ausführst, kann es sein, dass du den Energiefluss, den ich gleich beschreibe, noch nicht so deutlich spüren kannst. Das macht nichts und ist völlig normal. Geduld, Zuversicht und das regelmäßige Wiederholen stärken deine Wahrnehmungsfähigkeit. Das regelmäßige Praktizieren des Stillen Qi Gong löst Verspannungen und Blockaden. Erst das macht es überhaupt möglich, dass das Qi in dir wieder fließen und du es wahrnehmen kannst.

„Hallo und herzlich willkommen. Schön, dass du da bist! Heute möchte ich dich mitnehmen und dir eine kleine, aber sehr wirkungsvolle Qi Gong-Übung zeigen. Sie nennt sich „der kleine himmlische Kreislauf“

Suche dir zunächst einen ruhigen Ort, an dem du für die nächsten zehn bis fünfzehn Minuten ganz ungestört für dich sein kannst. Nun kommen wir in den Schneidersitz. Setze dich dazu auf eine Matte. Deine Wirbelsäule ist aufrecht. Die Hände liegen entspannt auf deinen Oberschenkeln. Daumen und Zeigefinger berühren sich. Atme einige Male tief durch die Nase ein und langsam durch deinen leicht geöffneten Mund wieder aus. Schließe dann sanft Augen und Mund. Stelle dir vor, wie der Dumai an deiner Körperrückseite und der Renmai an deiner Körpervorderseite entlanglaufen. Beide verlaufen genau in der Mittellinie des Körpers und verbinden sich zu einem Kreislauf. Sie sind für deine energetische Grundversorgung des Körpers verantwortlich. Beginne damit, dass du zunächst deinen Atem beobachtest. Spüre, wie die Luft durch die Nase ein- und ausströmt. Folge deinem Atem, wie er sich von Atemzug zu Atemzug tiefer seinen Weg in deinen Körper, in deinen Bauch bahnt. Du wirst dabei immer ruhiger und immer achtsamer.

Spüre, wie nun dein Atem nach unten strömt, in dein unteres Dantian. Dies ist ein Energiezentrum, welches sich in deinem Unterbauch, etwa zwei Fingerbreit unterhalb des Bauchnabels, befindet. Wir beginnen den kleinen himmlischen Kreislauf genau an dieser Stelle. Konzentriere dich auf diesen Punkt. Lasse deinen Atem nun entspannt ein- und ausströmen, in seinem eigenen Tempo. Gehe dann mit der Aufmerksamkeit von dieser Stelle in deinem

Unterbauch weiter nach unten über deinen Damm bis zum Steißbein. Konzentriere dich kurz auf deine Steißbeinspitze.

Wandere dann mit deiner Empfindung über dein Kreuzbein zur Lendenwirbelsäule. Du befindest dich nun auf dem Dumai, der sich entlang der Wirbelsäule nach oben bewegt. Wandere deine Wirbelsäule langsam nach oben, Schritt für Schritt, Zentimeter für Zentimeter, bis zwischen deine Schulterblätter, und weiter nach oben zum Nacken. Spüre dort in den sogenannten „Prominens", den Halswirbel, der in deiner Wirbelsäule prominent hervorspringt. Wandere weiter nach oben zu deinem Nacken, bis zur Ansatzstelle des Kopfes. Diese Stelle wird auch „Jadepalast" genannt. Von hier aus wanderst du mit deiner Aufmerksamkeit nach oben, zur höchsten Stelle des Kopfes, dem sogenannten „Himmelspass".

Gehe weiter entlang der Mittellinie nach vorne zu deiner Stirn, über deine Stirn hinweg bis zum Nasenansatz. Hier, zwischen den Augenbrauen, liegt dein drittes Auge. Es wird auch inneres Auge genannt und verleiht dir die Fähigkeit zur Intuition und einer stärkeren, bewussteren Wahrnehmung. Verharre hier einen Moment. Lasse diesen Bereich vollkommen entspannen.

Lasse deine Aufmerksamkeit nun wieder fließen und lege deine Zungenspitze an den oberen Gaumen. Damit schließt du ein wichtiges Energietor und schlägst eine Brücke zwischen den beiden Gefäßen. Wandere mit deiner Aufmerksamkeit über deinen Hals und dein Brustbein durch den Magen und den Bauchnabel wieder nach unten zu deinem unteren Dantian. Spüre, wie dein Atem immer noch in seinem eigenen Tempo ein- und ausströmt. Die erste Runde im kleinen Himmelskreislauf haben wir durchlaufen.

Beginnen wir die zweite Runde. Wandere noch einmal von deinem unteren Dantian über den Damm zur Steißbeinspitze. Stelle dir vor, wie die Energie hinten nach oben strömt, durch deine Wirbelsäule, Schritt für Schritt über das Kreuzbein, die Lendenwirbelsäule, die Brustwirbelsäule bis zum 7. Halswirbel, dem Prominens, noch etwas weiter zur Ansatzstelle des Kopfes, dem Jadepalast, und weiter zum Himmelspass, deinem Scheitelpunkt und über die Stirn nach vorne bis zum Punkt zwischen den Augenbrauen. Hier befindet sich dein oberes Dantian, dein oberes Energiezentrum. Die Energie fließt weiter durch deine Zunge, durch deinen Hals, über das Brustbein, durch den Magen und den Bauch, vorbei am Nabel zum unteren Dantian.

Und noch ein drittes Mal machen wir diesen Energiekreislauf. Wir beginnen wieder beim unteren Dantian. Lasse noch einmal deine ganze Aufmerksamkeit, deine ganze Energie und mit einem leichten Lächeln auf deinem Gesicht dein Qi nach unten strömen zum Steißbein, dann über dein Kreuzbein nach oben zur Lendenwirbelsäule, weiter zur Brustwirbelsäule, hinauf bis zum Prominens und weiter zum Jadepalast, nach oben zum Himmelspass, der höchsten Stelle des Kopfes, nach vorne zum dritten Auge, durch deine Zunge nach unten, durch deinen Hals und durch deinen Brustkorb. In seiner Mitte befindet sich das mittlere Dantian. Das Qi fließt während dieser Übung durch alle drei Dantian, durch alle drei Energiezentren, hindurch. Lasse es nun zurück zum unteren Dantian fließen.

Du kannst diesen Energiekreislauf so oft wiederholen, wie du magst, je nachdem, wie viel Zeit du dir für diese stärkende und zentrierende Übung nehmen kannst. Genieße noch einige Momente diese innere Ruhe, die Stille, das Ganz-bei-sich-Sein, und stell dir noch einmal dieses Oval wie ein leuchtendes Lichtband vor, das dich einhüllt wie eine energetische Rüstung. Und wenn du dieses Bild verinnerlicht hast, dann beginne, dich langsam zu bewegen. Reibe deine Hände aneinander und streiche anschließend mit den warmen Händen über dein Gesicht und massiere es sanft. Streiche deinen Nacken aus und komme so langsam zurück ins Hier und Jetzt. Lege deine Hände auf deine Knie ab.

Lege beide Hände auf dein Herz und bedanke dich bei dir, dass du dir die Zeit genommen hast, um dein Inneres zu stärken und dein Qi, deine Lebensenergie, zu zentrieren. Bewege und strecke deinen Körper so, wie es sich für dich gut anfühlt. Ich wünsche dir einen tollen und energetischen Tag. Bis zum nächsten Mal!“

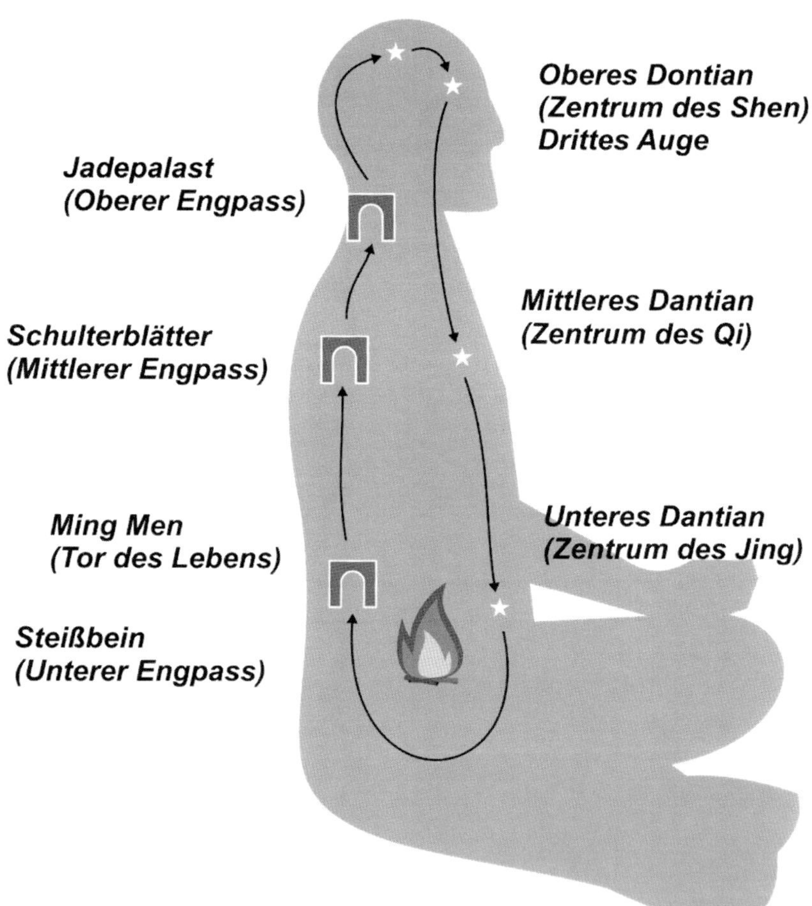
Bai Hui
(Himmelspass)
Oberes Dontian
(Zentrum des Shen)
Drittes Auge
Jadepalast
(Oberer Engpass)
Mittleres Dantian
(Zentrum des Qi)
Schulterblätter
(Mittlerer Engpass)
Unteres Dantian
(Zentrum des Jing)
Ming Men
(Tor des Lebens)
Steißbein
(Unterer Engpass)

DER GROẞE HIMMELSKREISLAUF

„Hallo und herzlich willkommen. Schön, dass du da bist! Ich möchte dir hier die Übung des großen Himmelskreislaufs zeigen. Vielleicht kennst du bereits den kleinen Himmelskreislauf? Bei diesem haben wir uns auf den Oberkörper fokussiert. Der große Himmelskreislauf bezieht sich nun auf den gesamten Körper und folgt dem Kreislauf der Meridiane. Das Qi fließt dabei über die zwölf Hauptleitbahnen von innen über die Körpermitte nach oben und über die Außenseiten wieder nach unten. Der Qi-Fluss erreicht so alle Körperregionen und verbindet sie miteinander. Diese Übung wirkt sich also auf dein gesamtes Energiesystem aus und fördert bei regelmäßigem Praktizieren damit nachhaltig deine Gesundheit.

Da wir uns im Bereich des Stillen Qi Gong befinden, werden wir die Übung im Liegen durchführen und das Qi mithilfe unserer Vorstellungskraft durch unseren Körper führen. Die genaue Ausführung fällt je nach Qi Gong-Schule etwas unterschiedlich aus. Im Stillen Qi Gong beginnen wir die Übung im unteren Dantian, also im Bauch. Und anstatt in streichenden Bewegungen über den Körper zu gleiten, wie es im „regulären“ Qi Gong der Fall ist, führen wir unseren Qi-Fluss im Stillen Qi Gong aktiv und ganz bewusst mit unserer Ein- und Ausatmung.

Suche dir nun aber zunächst einen ruhigen Ort, an dem du für die nächsten zehn bis fünfzehn Minuten ganz ungestört und für dich sein kannst. Lege dich hin, zum Beispiel auf deine Yogamatte oder eine Decke – auf etwas, auf dem du für zehn bis fünfzehn Minuten angenehm liegen kannst. Atme tief ein und aus und schließe deine Augen. Komme bei dir an. Hier und jetzt in diesem Raum, in diesem Moment. Du bist ganz bei dir. Lege die Arme neben dir ab. Lasse deinen Atem ruhiger werden. Mit jedem Atemzug kommst du mehr bei dir an. Mit jedem Atemzug lässt du all die Dinge immer mehr los, die du gerade nicht brauchst. Nur du bist gerade wichtig. Deine Arme und Hände entspannen sich. Deine Beine und Füße entspannen sich. Deine Gesichtszüge werden weich. Spüre in dich hinein und nimm wahr, wie Ruhe in dich einkehrt. Und wenn du so weit bist, beginnen wir gemeinsam mit dem großen Himmelskreislauf.

Bringe deine Aufmerksamkeit zu deinem unteren Dantian, dem Energiezentrum, welches sich in deinem Unterbauch befindet. Spüre hinein.

Und mit der nächsten Einatmung stelle dir vor, wie du dein Qi von deinem Bauch aus über die Körpermitte hinauf zur Brust führst. Mit der Ausatmung lässt du es von hieraus über deine Arme hinein bis in die Fingerspitzen fließen. Und wenn du wieder einatmest, fließt es von den Fingerspitzen hinauf zu deinem Kopf. Atme nun langsam aus und lasse dein Qi dabei vom Kopf über die Außenseiten deines gesamten Körpers bis hinunter zu deinen Füßen fließen. Mit der nächsten Einatmung schließt sich bereits der Kreislauf. Atme dafür ein und lasse dein Qi von den Füßen wieder zum Dantian in deinen Bauchraum aufsteigen. Halte den Atem für einen Moment an und spüre in deinen Bauch hinein. Vielleicht spürst du hier ein Kribbeln, vielleicht auch woanders in deinem Körper oder vielleicht spürst du auch keines. Alles ist richtig, wie es gerade ist.

Atme aus und genieße die Energie und die gleichzeitige Ruhe in dir.

Und dann beginnen wir mit dem großen Himmelskreislauf von Neuem. Richte deinen Fokus auf dein unteres Dantian und lasse mit deiner nächsten Einatmung dein Qi von hier aus zu deiner Brust hinaufwandern. Atme aus und lasse es über die Arme bis in deine Fingerspitzen fließen. Von den Fingerspitzen fließt es mit der nächsten Einatmung bis in deinen Kopf und bei der nächsten Ausatmung durchläuft es nun wieder deinen gesamten Körper. Und es versorgt ihn mit neuer Energie, bis es in deinen Füßen angekommen ist. Um den Kreislauf zu schließen, lasse den Energiefluss nun mit deiner nächsten Einatmung in deinen Bauch fließen. Halte den Atem wieder für einen Moment an. Spüre die Wärme und Strahlkraft, die in dir immer größer wird. Atme aus.

Und wir beginnen ein drittes Mal. Richte deine Aufmerksamkeit auf dein unteres Dantian, in dem sich nun schon so viel Energie und so viel Kraft befindet. Atme ein und schicke dabei dein wertvolles Qi hinauf in deine Brust. Mit der nächsten Ausatmung fließt es weiter durch deine Arme und bis zu deinen Fingerspitzen. Du kannst es dort nun richtig spüren. Vielleicht kribbelt es. Vielleicht werden deine Fingerspitzen warm. Das dar f sich ganz verschieden anfühlen. Und bei der nächsten Einatmung läuft dein Qi durch deine Arme hinauf zu deinem Kopf. Dies bringt dir eine immer größer werdende Aufmerksamkeit, die du ganz auf dich und deinen Qi-Fluss richtest. Atme aus und lasse dein Qi nun von deinem Kopf über die Außenseite wieder ganz hinunter bis in deine Füße und deine Zehenspitzen fließen. Und mit der nächsten Einatmung fließt es wieder in deinen Bauch, in dein unteres Dantian und so schließt sich der Kreislauf.

Dort, wo die Übung begann, findet sie nun auch ihren Abschluss – im Unterbauch. Lege dafür nun deine Hände mit den Innenflächen nach unten auf deinen Bauch. Fühle die Wärme, die in deine Hände strahlt. Das ist das Qi, was du in den vergangenen Minuten aktiviert und zum Zirkulieren gebracht hast. Bringe das Qi mit dem Auflegen der Hände zur Ruhe, um es dort zu sammeln und zu speichern. Genieße noch einige Momente diese innere Ruhe und Zufriedenheit, aber auch die Energie und Stärke, die du ganz allein freigesetzt hast. Alles, was du dafür brauchtest, waren einige Minuten der Ruhe, deine Aufmerksamkeit sowie deinen Atem. Mit diesen wenigen Dingen kannst du dein Qi jederzeit aktivieren und dir und deiner Gesundheit etwas sehr Wertvolles schenken.

Stelle dir nun zum Abschluss dein angeregtes Qi vor, wie es leuchtend, warm und stark durch deinen Körper fließt und dich, alle Organe und jede einzelne Zelle mit frischer Energie versorgt.

Lege beide Hände auf dein Herz und bedanke dich bei dir, dass du dir die Zeit genommen hast, um dich zu stärken. Bewege und strecke deinen Körper nun so, wie es sich für dich gut anfühlt. Ich wünsche dir einen tollen und energetischen Tag. Bis zum nächsten Mal!“

Du kannst diesen Energiekreislauf so oft wiederholen, wie du magst, je nachdem, wie viel Zeit du dir für diese stärkende und zentrierende Übung nehmen kannst. Mit jeder Wiederholung kannst du das Qi bewusster führen und seine Energie intensiver wahrnehmen. Außerdem wird dir der Fluss des Qi und auch, auf welchen Wegen es durch den Körper läuft, immer bewusster. Er prägt sich immer mehr ein, sodass er schon bald ganz selbstverständlich für dich wird.

Diese Übung fördert deinen Qi-Fluss und bringt alle Meridiane in ein stabiles Gleichgewicht. Belastende, krankmachende Leere und Fülle im Körper werden ausgeglichen. So entsteht Harmonie im Körper – zwischen oben und unten, rechts und links, innen und außen.

Und vielleicht hast du dieses Mal dein Qi spüren können, vielleicht durch ein Kribbeln, vielleicht sind einige Körperregionen warm geworden. Die Übung hilft dir einerseits, deinen Qi-Fluss kennen und spüren zu lernen, indem du deine Wahrnehmung schärfst. Andererseits wird der Körper durch diese Übung gereinigt, Blockaden im Meridiansystem werden gelöst. Die Meridiane werden wieder durchlässig für das Qi. Dies ist die Voraussetzung dafür, dass du das Qi überhaupt spüren kannst. Dein Körper, dein Geist und deine Emotionen gewinnen an Klarheit und Frische. Durch regelmäßiges Praktizieren werden die Energiereserven im Körper aufgefüllt. So kann Heilung und Regeneration eintreten. Du kannst damit also aktiv etwas zu deiner Gesundheitsförderung beitragen.

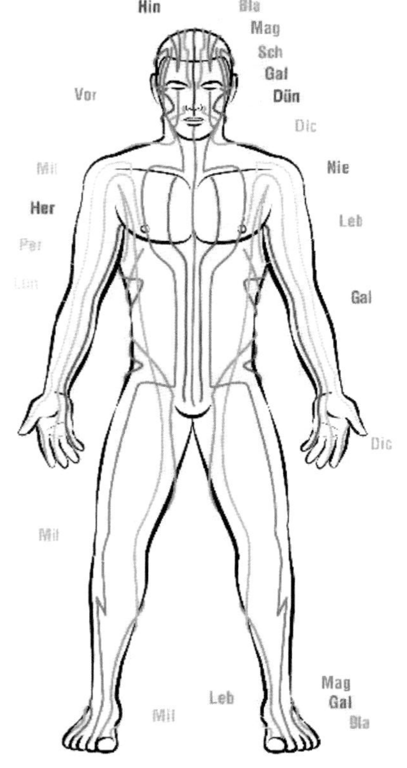

Die Meridiane

Zwei Mittellinienmeridiane:

Vordermeridian (Konzeptionsgefäß)
Hintermeridian (Lenkergefäß)

Zwölf Hauptmeridiane:

Magen-Meridiane
Milz-Pankreas-Meridiane
Dünndarm-Meridiane
Herz-Meridiane
Blasen-Meridiane
Nieren-Meridiane
Perikard-Meridiane
Schilddrüsen-Meridiane
Gallenblasen-Meridiane
Leber-Meridiane
Lungen-Meridiane
Dickdarm-Meridiane

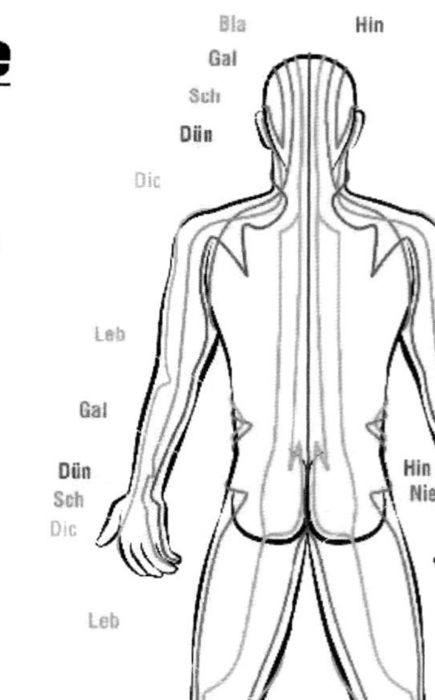

DIE INNEREN NÄHRENDEN ÜBUNGEN

„Hallo und herzlich willkommen. Schön, dass du da bist! Heute möchte ich dir die sogenannten „inneren nährenden Übungen“ des Stillen Qi Gong vorstellen. Suche dir für die Meditation nun einen ruhigen Ort, an dem du für die nächsten zehn bis fünfzehn Minuten ganz ungestört für dich sein kannst. Die Übung kann im Stehen oder Sitzen ausgeführt werden. Ich empfehle dir, für die ersten Male eine Sitzposition zu wählen, da du deine Aufmerksamkeit so noch mehr auf die Übung und dein Inneres legen kannst. Setze dich also auf etwas, auf dem du bequem sitzen kannst, vielleicht auf einen Stuhl oder, wenn du magst, im Schneidersitz auf eine Matte. Komme danach bei dir an.

Schließe dafür deine Augen und atme einige Male tief durch deine Nase ein und langsam durch deinen leicht geöffneten Mund wieder aus.

Wir beginnen die Übung damit, dass wir unsere Hände mit den Innenflächen auf unsere Nieren legen. Diese befinden sich links und rechts neben der Wirbelsäule am unteren Ende deines Brustkorbes. Lege deine Hände ganz entspannt hinten auf deinem Rücken ab, etwa dort, wo dein Brustkorb endet. Lasse jede äußere Bewegung wegfallen und beobachte nur die Empfindung der Hände auf den Nieren. Gleichzeitig spürst du, wie der Atem ein- und ausströmt. In deiner Vorstellung fließt der Atem nach unten, bis zu deinen Nieren. Stelle dir deine Nieren vor. Sie sind jeweils so groß wie eine

Faust von dir. Die Nieren werden in der Traditionellen Chinesischen Medizin als „Wurzel der Lebensenergie“ bezeichnet. Deshalb pflegen wir dieses Organ mit dieser Übung. Sie dient dazu, die Nierenenergie zu stärken. Bleibe noch einige Momente so in dieser Position und atme ganz ruhig und tief ein und aus.

Nun wechseln wir die Handposition. Lege deine rechte Hand auf deinen linken Nacken. Die linke Hand legst du auf deinen rechten Rippenbogen. Hier befindet sich die Leber. Nun möchten wir versuchen, zu spüren, wie sich durch den Handkontakt und das Ein- und Ausatmen allmählich die linke Seite deines Nackens beginnt, zu entspannen. Gleichzeitig entspannt sich dein Zwerchfell. Deine Leber und Gallenblase werden in ihrer Funktion gestärkt. In diesen Übungen hast du nichts weiter zu tun, als zu spüren. Lasse jegliche Gedanken los. Richte deine volle Aufmerksamkeit auf deine Körper- bzw. Handpositionen und auf deinen Atem. Entspanne dich und stelle dir vor, wie deine Organe mit neuer, frischer Energie versorgt werden. In diesem Fall die Leber.

Sie ist vor allem für die Speicherung des Blutes zuständig und sehr wichtig für alle anderen Organe, da sie diese mit Blut versorgt. Bleibe noch einige Momente in dieser Position und atme ganz ruhig und tief ein und aus.

Wir wechseln wieder die Handpositionen. Lege nun die linke Hand auf deinen rechten Nacken und deine rechte Hand auf deinen linken Rippenbogen. Deine Schultern sind entspannt. Entwickle im Körper ein Gefühl des Sinkens und des Sich-Erdens. Spüre in deine Hände hinein. Wie fühlen sie sich an? Spüre gleichzeitig deinen Atem, wie er ein- und ausfließt. Durch die Aufmerksamkeit auf Atem und Hände ist es schwierig, zu denken. Dies ist ein Trick, um die Gedanken abzuschalten. Bleibe noch einige Momente so in dieser Position und atme ganz ruhig und tief ein und aus.

Wir wechseln in die nächste Position. Wir gehen mit unseren Händen zum Kopf. Die Handballen liegen dabei an unseren Schläfen. Die Finger liegen locker auf dem Kopf. Stelle dir deine linke und deine rechte Gehirnhälfte vor und wie sich zwischen deinen Händen ein Energiestrom entwickelt. Hier zirkuliert das Qi. Es fließt ruhig von einer Hand zur anderen, immer hin und her. Dabei beruhigt sich mit jedem Atemzug dein Gehirn ein Stück mehr. Beobachte, wann ein Gedanke kommt. Und beobachte die Lücken zwischen den Gedanken. Bevor der nächste Gedanke auftaucht, versuche, diese Stille in dir zu suchen und sie bewusst zu verlängern. So kommst du in einen meditativen Zustand, in dem du nichts tust, außer zu sein. Bleibe noch einige Momente so in dieser Position und atme ganz ruhig und tief ein und aus.

Lege nun die rechte Hand auf dein Brustbein, die linke auf deinen Unterbauch. Wir verbinden dadurch das untere Dantian in deinem Unterbauch mit dem mittleren Dantian in deinem Brustkorb, zwei wichtige Energiezentren in deinem Körper. Spüre, wie der Atem deinen Bauch bewegt. Und spüre, wie der Atem deinen Brustkorb bewegt. Verbinde das Einatmen mit der Vorstellung, wie du frische Energie in deinen Körper aufnimmst. Und mit dem Ausatmen entlässt du alles Alte aus deinem Körper. Schicke ein inneres Lächeln in deine Organe. Freue dich darüber, dass sie ihre Arbeit so perfekt für 24 Stunden am Tag erbringen.

Und dann lege deine Hände entspannt auf deinen Oberschenkeln ab, mit den Handflächen nach oben. Genieße so noch für ein paar Atemzüge die Wirkung dieser inneren nährenden Übung.

Lege zum Abschluss beide Hände auf dein Herz und bedanke dich bei dir, dass du dir die Zeit genommen hast, um deine Organe zu stärken und sie mit neuer Energie zu nähren sowie zu stärken. Bewege und strecke dich nun so, wie es sich für dich gut anfühlt. Ich wünsche dir einen schönen und energiereichen Tag. Bis zum nächsten Mal!“

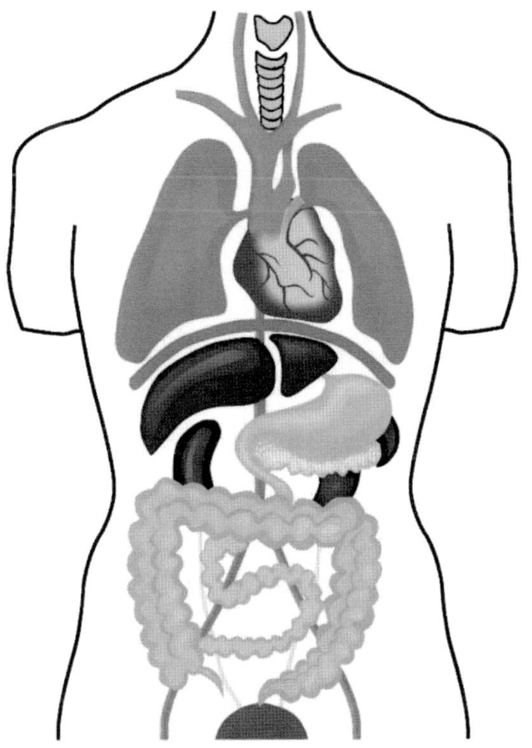

IMMUNSYSTEM UND ABWEHRKRÄFTE VISUALISIEREN

„Hallo und herzlich willkommen. Schön, dass du da bist! Heute möchte ich mit dir eine Übung machen, in der du deine Abwehrkräfte visualisieren und damit dein Immunsystem stärken kannst. Suche dir für diese Meditation zunächst einen ruhigen Ort, an dem du für die nächsten zehn bis fünfzehn Minuten ganz ungestört für dich sein kannst. Setze dich dann in einer für dich angenehmen Position hin, auf einen Stuhl oder in einen Schneidersitz auf deiner Yogamatte. Komme bei dir an. Lege dafür deine Hände ganz locker auf den Oberschenkeln ab. Schließe dann sanft deine Augen.

Atme einige Male tief durch die Nase ein und lange durch deinen leicht geöffneten Mund wieder aus. Spüre die Unterlage unter dir. Spüre, wie mit dem Schließen deiner Augen die Entspannung in dich kehrt. Atme mit jeder Einatmung Ruhe und Gelassenheit ein. Und lasse mit jeder Ausatmung alles gehen, was du jetzt gerade nicht brauchst. Alles, was dich jetzt davon abhält, dich ganz auf diese Meditation einzulassen – diese Dinge verlassen mit dem Ausatmen deinen Körper. Atme tief ein und tief aus. Ganz tief ein und vollständig aus. All der wunderbar wertvolle Sauerstoff, der durch die Einatmung in deinen Körper strömt, gelangt über deine Lunge in dein Blut und dann zu allen Zellen. All deine Millionen von Zellen werden bestens mit frischem Sauerstoff versorgt, sodass sie optimal für dich arbeiten können. Stelle dir ganz genau vor, wie dein Körper bestens versorgt ist, wie du mit jedem Atemzug im Laufe des Tages deinen Körper stärker machst.

In deinem Körper gibt es Abwehrzellen, die dafür sorgen, dass du gesund bleibst, die alles abwehren, was dein Körper nicht gebrauchen kann, was dich schwächen würde. Und stelle dir diese Immunzellen nun ganz deutlich in deinem Körper vor. Wie sehen sie aus? Welche Form haben sie? Welche Farbe haben sie? Stelle dir vor, wie sie Tag und Nacht für dich arbeiten und dich beschützen. Und überlege dir, welches Bild von deinen Immunzellen dir helfen kann, sie als noch stärker zu empfinden – sie als das zu sehen, was sie sind –, deine mächtigen Bodyguards, die jederzeit auf dich aufpassen, für dich da sind, für dich kämpfen. Lasse sie in deinen Gedanken noch größer und noch stärker werden. Du könntest sie visualisieren in Form von starken Tieren, die als Zellen in deinem Körper gegen alles kämpfen, was du nicht haben möchtest. Alles, was dich schwächen würde, wehren sie ab. Vielleicht arbeiten sie auch wirklich wie Türsteher und sorgen dafür, dass alles draußen bleibt, was du nicht gebrauchen kannst. Finde ein Bild, was für dich passt. Und erinnere dich immer wieder daran, dieses Bild zu aktivieren, sodass du es ganz klar vor dir siehst. So stärkst du deine Immunzellen. Stelle dir ganz genau vor, wie sie sich durch dein Blut in deinem ganzen Körper bewegen und überall alles bekämpfen, was dich krank machen würde. Wie sie voller Stärke sind, voller Schnelligkeit, voller Genauigkeit – wie sie für dich da sind. Spüre hinein. Nimm die Dankbarkeit dafür wahr, dass es dir so möglich ist, deine wertvolle Gesundheit zu genießen und voller Energie durch den Tag zu gehen. Stelle dir richtig vor, wie sie Krankheitserreger abwehren. Vielleicht fressen sie sie auf. Vielleicht bekämpfen sie sie. Wie auch immer deine Beschützer alles und jeden

abwehren, was dich krank machen könnte, wie sie alle Viren und Bakterien in deinem Körper bekämpfen. Suche dir dieses starke Bild, sehe es klar vor deinem inneren Auge und lasse es lebendig werden. Gehe, während du das visualisierst, in die kraftvolle Überzeugung, dass du gesund sein wirst und dass du gesund bleiben wirst, dass die Zellen in deinem Körper hervorragend funktionieren und hervorragend zusammenarbeiten. Und mit jedem Atemzug sorgst du mehr und mehr dafür, dass dein Körper wunderbar funktioniert, dass deine Immunabwehr wunderbar funktioniert. Nimm voller Dankbarkeit für deinen gesunden Körper und sein Funktionieren noch ein paar tiefe Atemzüge. Verbinde dich noch einmal mit deinen Immunzellen, die diesen großartigen Job erledigen. Genieße so noch für ein paar Atemzüge die Wirkung dieser Meditation.
Ich empfehle dir, regelmäßig diese kraftvolle Stärke deines Immunsystems zu visualisieren. Das kannst du vorbeugend praktizieren, um gesund zu bleiben, aber auch andersherum, wenn du ein leichtes Kratzen in deinem Hals verspürst, sodass die Erkältung erst gar nicht ausbrechen muss.

Lege nun zum Abschluss beide Hände auf dein Herz und bedanke dich bei dir, dass du dir die Zeit genommen hast, um deine Immunzellen zu visualisieren und um sie und damit dich selbst zu stärken. Wenn du so weit bist, bewege und strecke deinen Körper so, wie es sich für dich gut anfühlt. Ich wünsche dir einen tollen und vitalen Tag. Bis zum nächsten Mal!“

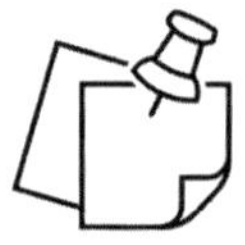

Unsere Erwartungshaltungen wirken sich sehr auf unser Gesundheits- und unser Abwehrsystem aus. Das ist nichts Neues, denn das wissen wir spätestens seit der erfolgreichen Einsetzung von Placebo-Tabletten. Dabei wurde wissenschaftlich bewiesen, dass allein durch die positive Einstellung zur Genesung Krankheiten sehr wirksam bekämpft werden. Ähnlich ist es bei der sogenannten „self-fulfilling prophecy", der selbsterfüllenden Prophezeiung. Vielleicht hast du davon schon einmal etwas gehört. Es ist eine Vorhersage, die ihre Erfüllung selbst bewirkt. Das bedeutet: Wenn wir ein bestimmtes Verhalten oder Ergebnis erwarten, tragen wir durch unsere eigene Erwartungshaltung in gewisser Weise dazu bei, dass dieses Verhalten oder Ergebnis auch tatsächlich eintritt. Es gibt zudem einige Studien, in denen eindeutig festgestellt wurde, welche große Rolle unsere Gedanken für unseren körperlichen und seelischen Gesundheitszustand spielen. Daher ist es auch möglich, dass du durch positive Visualisierungen dein Abwehrsystem in der Erkältungszeit, aber auch das restliche Jahr über unterstützen kannst.

ERDUNG – EINE ÜBUNG FÜR STABILITÄT, SICHERHEIT UND KRAFT

„Hallo und herzlich willkommen. Schön, dass du da bist! Heute möchte ich dich in die Natur mitnehmen zu einer Meditation für mehr innere Stabilität, Sicherheit und Kraft. Diese Übung kann einerseits im Liegen durchgeführt werden, so kannst du deinen Körper ganz loslassen, vollends in dich hineintauchen und in die erdende Qi Gong-Übung hineinspüren. Andererseits kannst du während der Übung auch stehen. So erzeugst du ein anderes Bewusstsein für die in dir aufkommenden Bilder. Wenn wir uns während der Übung zum Beispiel vorstellen, dass wir ein Baum sind, dann kannst du im Stehen deinen Körper bewusster als solchen fühlen und über deine Füße bewusster in Anbindung mit der Erde gehen. Beide Positionen sind tolle Möglichkeiten und für eine darfst du dich jetzt entscheiden. Danach können wir mit der Meditation beginnen.

Suche dir für die Meditation zunächst einen ruhigen Ort, an dem du für die nächsten zehn bis fünfzehn Minuten ganz ungestört für dich sein kannst. Für welche Position du dich auch entscheidest, liegend oder stehend, komme in dieser an. Komme bei dir an. Atme dafür tief durch die Nase ein und langsam und sachte durch deinen leicht geöffneten Mund wieder aus. Ich lade dich nun ein, mit mir auf eine Reise zu gehen. Eine Reise hinaus in die Natur.

Verlasse nun ganz bewusst deinen Körper und gehe mit deiner Aufmerksamkeit in die Natur auf eine wunderschöne, große grüne Wiese. Komme ganz bewusst auf dieser Wiese an. Nimm unter dir das frische, grüne Gras wahr. Wie fühlt es sich an? Ist es noch kühl vom Morgentau? Oder hat es die Sonne schon erwärmt? Über dir siehst du den strahlend blauen Himmel und die funkelnd helle Sonne. Du spürst die warmen Sonnenstrahlen auf dir. Sauge ihre Wärme und Energie in dir auf. Du stehst mit beiden Füßen fest auf dem Boden.

Stelle dir nun vor, du bist auf dieser Wiese ein Baum. Dein Körper ist der Baumstamm. Und deine Füße sind die Anbindung an die Erde. Wenn du liegst, kannst du deine Knie nun aufstellen, sodass deine Fußsohlen auf dem Untergrund stehen. Und wie bei einem richtigen Baum wachsen jetzt aus deinen Füßen Wurzeln. Wurzeln, die sich in die Erde graben und dich mit der Erde verwurzeln, verbinden.

So wirst du stabiler und gelangst zu innerer Sicherheit und innerer Ruhe. Es wachsen Wurzeln aus deinen Fußzehen, aus deinen Fußballen, aus deinen Fersen. Manche Wurzeln sind dicker, andere dünner. Die Wurzeln graben sich tiefer und tiefer in die Erde und verwurzeln dich immer stabiler mit der Erde. Nur wer sicher, fest und stabil steht, kann auch in sich sicher bleiben und fest im Leben stehen. Wenn du gut verwurzelt bist, kann dich so leicht nichts mehr aus der Ruhe bringen – genauso wenig, wie ein Wind einen Baum umpusten könnte.

Nimm nun deine Hände hoch über deinen Kopf und stelle dir vor, dass du in deinen Händen ein großes, goldenes Sieb hältst. Wie ein großes, goldenes Gitter. Und dieses Sieb ziehst du jetzt langsam und ganz bewusst durch deinen Körper nach unten. Dabei nimmt es alles mit nach unten, jede Fremdenergie, alles an Ängsten und Sorgen, die nicht zu dir gehören oder dich negativ beeinflussen. Das Sieb wandert durch dich hindurch bis nach unten. Ziehe es mit deinen Händen ganz nach unten. Wie ein Filter nimmt es alles mit, was nicht zu dir gehört und was dir Energie raubt. Wenn du mit dem Sieb am Boden ankommst, nimmst du die Fremdenergie mit deinen Händen auf und wirfst sie kraftvoll und entschlossen nach oben in den Himmel. Der Himmel nimmt es dir ab, sodass es dich nicht mehr belastet. Wiederhole die Übung. Nimm deine Hände über den Kopf. Visualisiere dir dieses große, goldene Sieb und lasse es ganz bewusst durch dich nach unten wandern. Ziehe es durch deinen Körper, durch deine Aura, durch deine Chakren, durch dein ganzes Bewusstsein und nimm alles mit nach unten, was nicht zu dir gehört.

Wenn das Sieb am Boden ankommt, nimm all die noch verbleibende, dich störende Energie und schicke sie nach oben in den Himmel, sodass sie transformiert werden kann.

Atme dann die frische, klare Luft in dich ein. Nimm ganz bewusst die Natur um dich herum wahr, in der du dich befindest. Atme die frische, energetisierte Luft. Nimm auch ganz bewusst die Sonne über dir wahr. Die Sonne schickt dir ihre Sonnenstrahlen, ihre Kraft, Energie und Wärme. Und die Sonnenstrahlen berühren deine Haut, dein Gesicht, deine Hände. Und die Sonnenenergie fließt in dich ein und beginnt dich aufzufüllen mit neuer Kraft und neuer Energie.

Lasse die Sonnenenergie in dich einfließen. Und so beginnt dein Körper nach und nach, von innen zu leuchten. Lasse dich immer mehr auffüllen. Hole dir immer mehr Kraft. Lasse die Energie vor allem in dein Solarplexus-Chakra fließen, dieses befindet sich in deinem Oberbauch, und auch in dein Kraftzentrum unterhalb deines Bauchnabels, in das Sakral-Chakra.

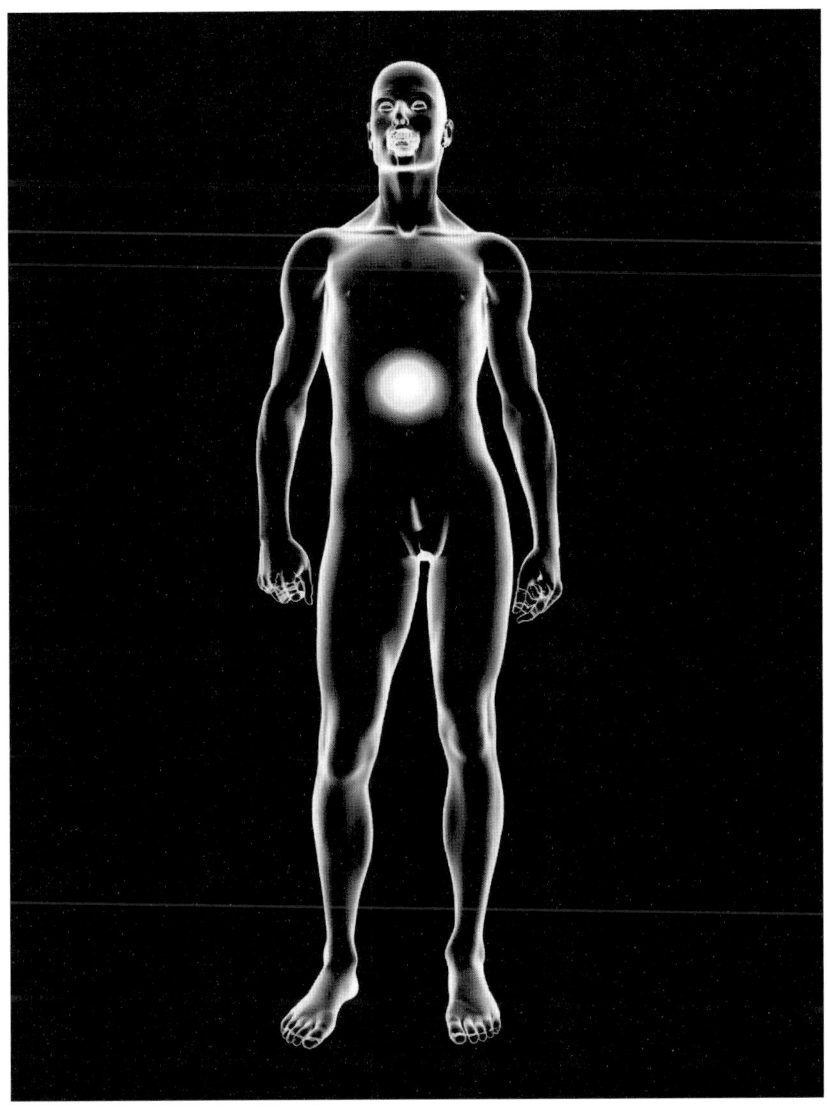

Diese Energie verteilt sich von hier aus über die Meridiane in deinem gesamten Körper. Stelle dir vor, wie die Sonnenenergie bis in deine Beine fließt, bis hinunter, in deine Füße, und auch in deine Wurzeln. Von oben fließt immer neue Sonnenenergie in dich ein. Sie zirkuliert in dir, erwärmt dich und fließt bis ganz hinunter, stärkt deine Wurzeln. So wirst du immer kraftvoller. Auch der Boden unter deinen Füßen beginnt, zu leuchten, und schenkt dir noch mehr Halt und Stabilität. Öffne deine Arme sachte, aber ganz weit und atme die Kraft der Natur tief in dich ein. Fühle die Ruhe, die Entspannung, aber auch die Kraft, die Sicherheit und Stabilität, die sich nun in deinem Körper befinden.

Atme ein letztes Mal die Energie tief in dich ein und komme dann ganz langsam, Atemzug für Atemzug, ganz bewusst zurück in deinen Körper, ins Hier und Jetzt. Nimm ganz bewusst deinen Körper auf dem Untergrund wahr. Bewege langsam deine Hände und deine Füße. Und öffne in deinem Tempo deine Augen und genieße all diese positiven Energien, diese Reinheit in dir.

Lege zum Abschluss beide Hände auf dein Herz und bedanke dich bei dir, dass du dir die Zeit genommen hast, um dich zu erden und um dich mit frischer Energie zu füllen, die dich nun stabiler, sicherer und kraftvoller sein lässt. Und wenn du so weit bist, bewege und strecke deinen Körper immer mehr. So, wie es sich für dich gut anfühlt. Ich wünsche dir einen energetischen und kraftvollen Tag. Bis zum nächsten Mal!“

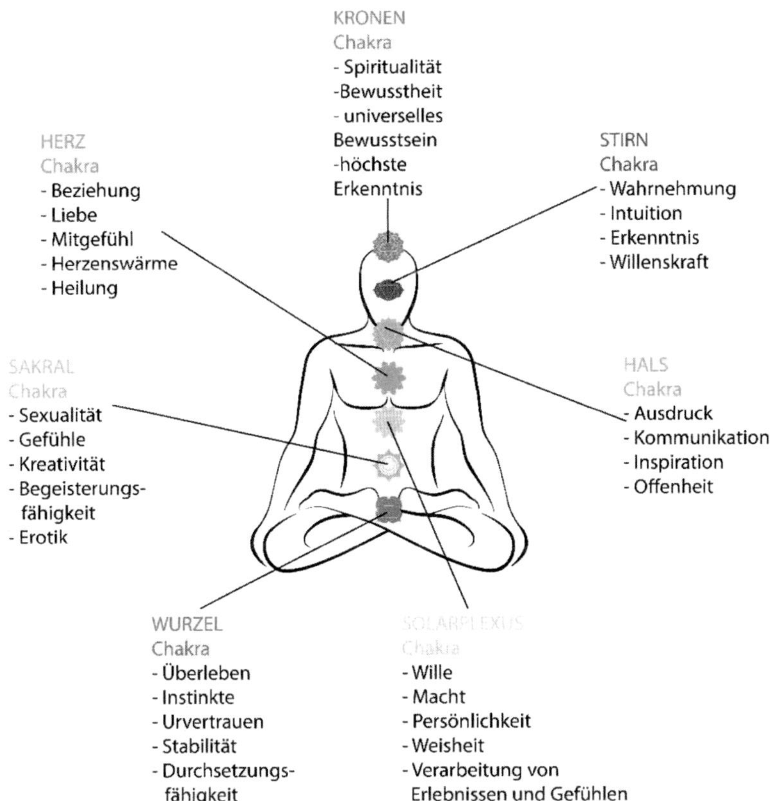
KRONEN
Chakra
- Spiritualität
-Bewusstheit
- universelles
Bewusstsein
-höchste
Erkenntnis
HERZ
Chakra
- Beziehung
- Liebe
- Mitgefühl
- Herzenswärme
- Heilung
STIRN
Chakra
- Wahrnehmung
- Intuition
- Erkenntnis
- Willenskraft
SAKRAL
Chakra
- Sexualität
- Gefühle
- Kreativität
- Begeisterungs-
fähigkeit
- Erotik
HALS
Chakra
- Ausdruck
- Kommunikation
- Inspiration
- Offenheit
WURZEL
Chakra
- Überleben
- Instinkte
- Urvertrauen
- Stabilität
- Durchsetzungs-
fähigkeit
SOLARPLEXUS
Chakra
- Wille
- Macht
- Persönlichkeit
- Weisheit
- Verarbeitung von
Erlebnissen und Gefühlen

WARME HÄNDE UND FÜẞE

„Hallo und herzlich willkommen. Schön, dass du da bist! Hast du auch manchmal kalte Hände und Füße? Auch, wenn es draußen warm ist? Heute möchte ich mit dir in eine Übung gehen, in der du spüren kannst, wie sich die Wärme in dir ausbreitet. Du kannst sie jederzeit und an jedem Ort machen, egal, ob im Park auf einer Bank oder abends im Bett, und immer, wenn du kalte Hände oder Füße verspürst. Lasse uns beginnen.

Suche dir zunächst einen ruhigen Ort, an dem du für die nächsten zehn bis fünfzehn Minuten ganz ungestört für dich sein kannst. Setze dich auf einen Stuhl und stelle deine Füße fest auf den Boden. Die Hände liegen entspannt auf deinen Oberschenkeln. Richte die Wirbelsäule auf und lehne deinen Rücken am Stuhl an. Schließe sanft deine Augen. Atme tief durch die Nase ein und langsam durch den leicht geöffneten Mund wieder aus. Beim Ausatmen spürst du, wie du all deine Anspannung loslässt. Noch ein zweites Mal tief durch die Nase einatmen und durch den Mund ausatmen. Entspanne. Beim nächsten Ausatmen entspannst du deinen Kopf. Atme ein. Beim Ausatmen entspannst du deinen Hals.

Entspanne so Atemzug für Atemzug deine Schultern,

ein, deine Arme, aus

ein, deine Hände, aus

ein, deine Finger, aus

und ein, deinen Bauch, aus.

Entspanne deine Beine und deine Füße. Versuche, auch Entspannung in deine Zehenspitzen zu bringen. Entspanne deinen ganzen Körper.

Nun sinke mit jedem Atemzug tiefer und tiefer in den wunderschönen Zustand der absoluten Entspannung. Noch tiefer und tiefer. Du bist absolut entspannt und fühlst dich sehr wohl und ruhig dabei. Konzentriere dich nun auf das Gefühl in deinen Händen, die auf deinen Oberschenkeln liegen. Fühle den Stoff deiner Kleidung unter deinen Händen, die Lufttemperatur um deine Hände herum.

Stelle dir nun ein Lagerfeuer oder ein Feuer in einem Kamin vor. Du bringst deine Hände näher an die knisternden Flammen heran und sie werden dadurch immer wärmer. Auch deine Finger werden warm. Deine Handflächen werden warm. Die Handrückseiten werden warm. Diese wohlige Wärme, die sich in deinen Händen ausbreitet, möchtest du auch in deinen Füßen spüren. Konzentriere dich nun auf deine Füße. Bringe sie in Gedanken nun auch an das flackernde Feuer. Du spürst, wie die Wärme über deine Fußsohlen und deine Zehenspitzen in deine gesamten Füße übergeht und diese von Wärme durchströmt werden. Je wärmer deine Füße werden, desto mehr entspannst du dich. Und je mehr du dich entspannst, umso wärmer werden deine Füße. Die Fußsohlen sind richtig warm. Die Zehenspitzen sind warm. Der ganze Fuß ist wohlig warm.

Nun stelle dir vor, in dir einen Temperaturregler zu haben. Und du drehst diesen Regler langsam höher, immer weiter. Deine Hände werden immer wärmer und wärmer. Auch deine Füße werden wärmer und immer wärmer. Drehe den Regler so weit auf, wie du möchtest. Du hältst deine Hände und Füße noch näher an das Kaminfeuer. Die Wärme durchströmt dich. Je mehr du dich entspannst, desto mehr Wärme kannst du in dich aufnehmen. Deine Hände und Füße werden immer wärmer. Es ist eine wohlige Wärme, die sich in dir breit macht. Atme tief ein und aus. Und auch mit jedem Einatmen gelangt mehr Wärme in deine Hände und Füße. Verweile gedanklich so einige Momente vor deinem knisternden Feuer.

Wenn du gleich deine Augen öffnest, bist du wieder im Hier und Jetzt. Deine Hände und deine Füße bleiben warm. Du fühlst dich ganz leicht und voller Wärme. Das Feuer gibt dir all seine Wärme ab und du saugst sie in dich auf. Du speicherst sie in dir. Nimm bewusst einige tiefe und ruhige Atemzüge. Lege zum Abschluss beide Hände auf dein Herz und bedanke dich bei dir, dass du dir die Zeit genommen hast, dich um dich zu kümmern, dir Wärme und Leichtigkeit zu schenken. Und wenn du so weit bist, öffne langsam deine Augen. Bewege und strecke dich so, wie es sich für dich gut anfühlt. Ich wünsche dir einen warmen und leichten Tag. Bis zum nächsten Mal!"

AKUPRESSUR PUNKTE

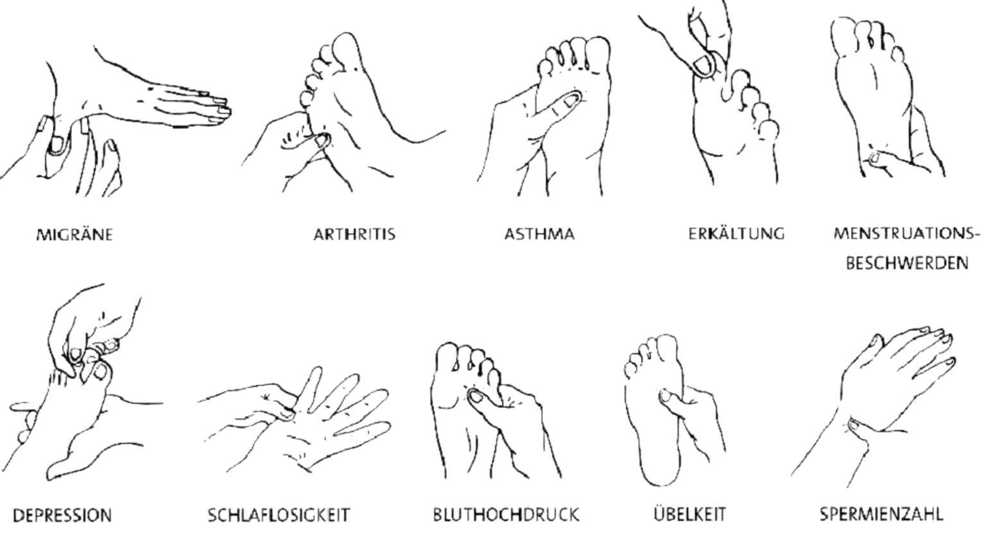

RUHE FINDEN UND EINSCHLAFEN

„Hallo und herzlich willkommen. Schön, dass du da bist! Diese Meditation begleitet dich auf deinem Weg zu einem wohlverdienten Schlaf. Der Körper kann sich dabei völlig entspannen. Nur dein Geist lauscht der kleinen Reise hinein in die Nacht. So gleitest du Stück für Stück in einen erholsamen Schlaf. Wenn du magst, kannst du zwei bis drei Tropfen Lavendelöl in deine Hand geben. Verreibe es zwischen deinen Händen und massiere damit deinen Nacken und deinen Hals. Lege dich dann in dein Bett und finde eine gemütliche Position, in der du diese Meditation anhören möchtest

Komme ganz entspannt und in Ruhe an. Mache es dir in deinem Bett so richtig gemütlich. Nimm dir einen Moment, um alles so einzurichten, wie du es magst. Vielleicht möchtest du dein Kissen noch einmal aufschütteln oder dich in deine Decke einkuscheln. Du kannst es dir für diese Einschlafmeditation in deiner liebsten Einschlafposition gemütlich machen. Auf der Seite, auf dem Bauch oder auf dem Rücken – ganz so, wie du am besten zur Ruhe kommst. Hier in deinem Bett darfst du dich für die nächsten Stunden einfach nur der Entspannung hingeben. Nichts anderes ist mehr wichtig. Es darf vor deiner Schlafzimmertür auf dich warten. Hier und jetzt hat es Pause. Denn hier und jetzt geht es nur um dich und um deine Erholung.

Sind deine Augen schon geschlossen? Wenn nicht, lasse sie sanft zufallen. Mit geschlossenen Augen kannst du leichter in die Entspannung sinken.

Entspanne die Regionen um deine Augen herum. Die vielen kleinen Muskeln, die beim Öffnen und Schließen beteiligt sind. Den ganzen Tag waren sie aktiv. Erlaube ihnen, ganz locker und entspannt zu werden. Sie dürfen sich nun ausruhen. Spüre, wie sanft deine Augenlider geschlossen sind. Genieße die Entspannung.

Nimm ein paar tiefe Atemzüge und lasse die Entspannung sich in deinem ganzen Gesicht ausbreiten. Es wird ganz weich.

Auch die Stirn ist tagsüber oft angespannt. Vielleicht gibt es hier kleine Sorgenfalten. Sie dürfen sich glätten und schön locker sein. Auch die Partie zwischen deinen Augenbrauen – sie darf locker und weich werden. Erlaube dir, die Mimik schlafen zu schicken. Spüre, wie gut es sich anfühlen darf, nach einem langen Tag die wohlverdiente Ruhepause zu genießen. Eine ganze Nacht voller Entspannung liegt vor dir. Es gibt nichts mehr zu tun. Ist das nicht wunderbar?

Auch dein Kiefer darf sich nun entspannen und schön weich werden. Am Tag ist er so viel in Bewegung – beim Essen, beim Reden, vielleicht war er in manchen Momenten unter Anspannung. Lasse ihn los, lasse ihn locker. Schicke die Entspannung mit jedem Atemzug in deine Kiefer hinein, in deinen Unterkiefer und in deinen Oberkiefer. Sie liegen ganz locker und gelöst aufeinander. Ganz von allein.

Spüre, wie sich dein Mund entspannt. Die Lippen liegen sanft aufeinander oder sind leicht geöffnet. Du musst dafür gar nichts tun. Du darfst einfach nur wahrnehmen, wie sich alles nach und nach immer mehr entspannt. Atme dabei ganz ruhig und tief ein und aus. Spüre, wie mit dem Loslassen der vielen kleinen Muskeln in deinem Gesicht auch du immer mehr entspannen und den Tag loslassen kannst.

Stelle dir nun vor, wie du in der wunderschönen Natur inmitten der Hügel der Provence stehst. Die Hügel sind über und über violett, voll mit herrlich duftendem Lavendel.

Vielleicht erinnerst du dich an den Duft. An seine beruhigende und entspannende Wirkung. Lasse das Aroma durch deine Nase tief in dich hineinströmen. Es ist harmonisch und wohltuend. Die herrliche Natur um dich herum ist ganz und gar lavendelfarben. So weit, wie du sehen kannst, reichen die Felder. Es ist so wunderschön und duftend. Du stehst auf einem Weg, einem Pfad, der durch die Lavendelfelder der Provence führt. Es ist so eine besondere, friedliche Atmosphäre hier. Ein Ort zum Loslassen und zum Zur-Ruhe-Kommen.

Es ist angenehm mild. Eine schöne, klare Sommernacht, die dich zu einem nächtlichen Spaziergang verleitet. Du schlenderst auf dem Weg entlang, der mitten durch die violetten Lavendelfelder führt. Du kannst die wohltuende Atmosphäre einfach genießen. Alles hier lädt zum Entspannen und Träumen ein. Eine warme Brise umschmeichelt deine Haut und lässt die Lavendelsträucher leise rascheln. Während sie sich sachte im Wind wiegen, streicht ihr beruhigender Duft durch die Luft. Du nimmst ein paar tiefe Atemzüge. Hier kannst du entspannen.

Alles hier darf sich wunderbar wohltuend anfühlen. Mit jedem Schritt, den du auf dem Pfad durch die Provence schreitest, darfst du etwas mehr zur Ruhe kommen. Genieße die wunderschöne und duftende Natur. Und lasse dich immer mehr von der Entspannung und von der Müdigkeit umarmen. Schritt für Schritt. Atme ein und aus. Tief ein und aus.

Du darfst nun loslassen und die Ruhe und die Müdigkeit in dir genießen. Lasse die beruhigenden Lavendelfelder auf dich wirken und sinke langsam in den Schlaf. Spüre, wie du weich gebettet bist. Geborgen. Nimm wahr, wie sich dieses wunderbare Gefühl immer mehr in dir ausbreitet.

Dieses wunderbare Gefühl der Entspannung. Diese angenehme schwere Müdigkeit. Mit jedem Ausatmen breitet sie sich weiter in dir aus.

Lausche noch ein wenig der Musik und gehe noch ein paar Schritte weiter durch die Lavendelfelder. Erlaube dir dann, in deinen Schlaf hinüberzugleiten. Gute Nacht und träume etwas Schönes!“

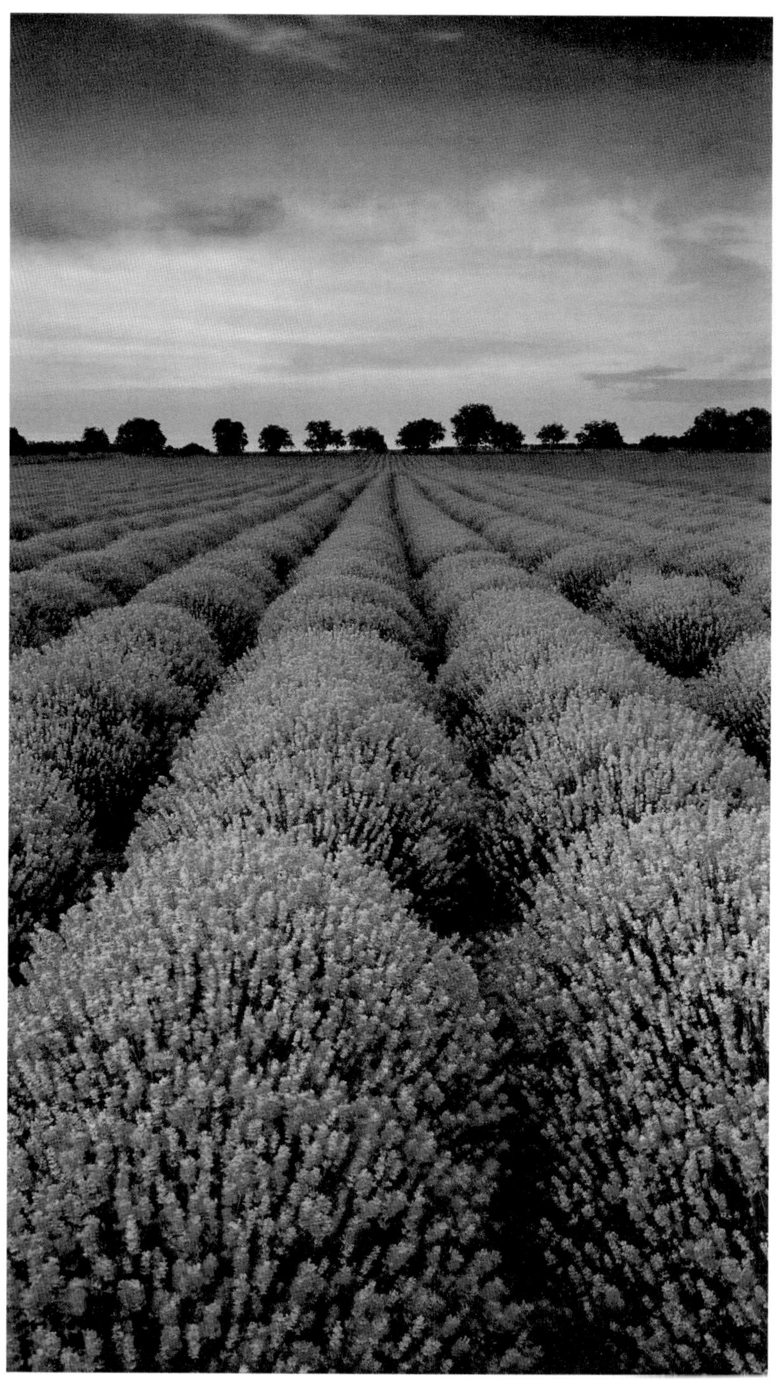

Ein Zitat zum Nachdenken

Nach all diesen energetisierenden, stärkenden, wohltuenden und beruhigenden Übungen möchte ich dir abschließend ein Zitat mit auf den Weg geben. Lasse die Worte einfach auf dich wirken. Ich möchte dich dazu einladen, eine Weile über die Worte nachzudenken. Frage dich, wie du es für dich deuten möchtest, wie du es in deinen Alltag integrieren kannst. Ich bin sicher, die Übungen und Meditationen werden dir dabei helfen. Alles Liebe für dich!

Und hier nun das Zitat des Großmeisters Zhi Chang Li:

„Das Wort ‚Stille‘ ist eine Methode.

Es ist auch eine Haltung im Herzen.

In dieser komplexen menschlichen Welt

eine Stille und Ruhe im Geiste bewahren zu können,

der Zeit entsprechen und ihr folgen,

in den tiefsten Bereich deines inneren Herzens zu gelangen,

im Moment leben,

das Herz beruhigen und sich kultivieren.

Wenn du beispielsweise die ganze Zeit unglücklich bist,

dann liegt das daran,

dass du nie im Moment lebst

und nie den feinen Geschmack des menschlichen Lebens kostest.

Diesen feinen Geschmack des Lebens zu kosten,

Herz, Seele und Geist zu reinigen,

ohne Zweifel zu sein –

dies ist ein Zustand,

in dem man Körper und Wesensnatur kultiviert und nährt.“